Kenneth Ikejiofor Ogbu

Efeitos da tripanossomíase na vacinação contra o parvovírus canino

Kenneth Ikejiofor Ogbu

Efeitos da tripanossomíase na vacinação contra o parvovírus canino

ScienciaScripts

Imprint

Any brand names and product names mentioned in this book are subject to trademark, brand or patent protection and are trademarks or registered trademarks of their respective holders. The use of brand names, product names, common names, trade names, product descriptions etc. even without a particular marking in this work is in no way to be construed to mean that such names may be regarded as unrestricted in respect of trademark and brand protection legislation and could thus be used by anyone.

Cover image: www.ingimage.com

This book is a translation from the original published under ISBN 978-613-7-99261-6.

Publisher:
Sciencia Scripts
is a trademark of
Dodo Books Indian Ocean Ltd. and OmniScriptum S.R.L publishing group

120 High Road, East Finchley, London, N2 9ED, United Kingdom
Str. Armeneasca 28/1, office 1, Chisinau MD-2012, Republic of Moldova, Europe
Printed at: see last page
ISBN: 978-620-8-14740-2

DEDICAÇÃO

Este trabalho é dedicado a Deus, o Altíssimo, pela Sua misericórdia e favor que perduram para sempre, e à minha amada esposa e filho.

RECONHECIMENTO

Quero exprimir a minha profunda gratidão aos seguintes:

O meu supervisor, Prof. B.M. Anene, pela sua amável orientação, críticas positivas e encorajamento durante e após este trabalho de investigação. É de facto um pai e um mentor!

A minha co-orientadora, Dra. (Sra.) N.E. Nweze, pelas respostas incansáveis e rápidas, pela orientação e pelo encorajamento ao longo deste estudo e da redação deste projeto.

Ao reitor, à direção e ao pessoal da Federal College of Animal Health and Production Technology, Vom, Plateau State, pela oportunidade que me foi dada de fazer estudos de pós-graduação.

O Chefe de Departamento e o pessoal da Faculdade de Medicina Veterinária da Universidade Nigéria de Nsukka pela sua simpatia, amabilidade, orientação e assistência que me prestaram durante a realização deste trabalho.

O Chefe do Departamento e o pessoal da Cirurgia Veterinária da Universidade Nigéria de Nsukka pela sua ajuda, cedendo-me o seu biotério experimental.

A empresa Truthsmile ltd Lagos pelo fornecimento do kit de teste parvoviral canino para o trabalho.

Ao Sr. Lens dos Laboratórios BioGal-Galed, Kibbutz Galed, 19240, Isreal, pelo seu aconselhamento sobre a utilização do Kit de Teste de Anticorpos ImmunoComb Canine VacciCheck I IgG.

Ao Sr. Paul Dalyop do Nigeria Institute for Trypanosomosis and Onchosachiasis Research (NITOR) Vom, Plateau State, por me ter fornecido os tripanossomas utilizados neste trabalho.

Os meus agradecimentos especiais aos Profs. R.C. Ezeokonkwo, E.I. Ugochukwu e S.I. Oboegbulam pelo seu encorajamento e apoio durante o meu estudo.

Os meus sinceros agradecimentos aos Drs. Ijeoma Adieme, Ikenna Eze, Didacus Eze, Iheagwam C., Idika K.I. e Okpe G.C. pelos seus gestos amáveis e pela assistência que me deram durante este trabalho de investigação.

Aos ACES DE OURO (Turma de Medicina Veterinária 2008/2009), tanto professores como estudantes de pós-graduação da Faculdade de Medicina Veterinária da Universidade Nigéria Nsukka, agradeço a todos por me terem apoiado.

Gostaria também de agradecer aos meus grandes amigos: Valantine, Jenipher, Chinwe, Amara, Ogoo, Nnamdi, Chidi, Samuel, Ebuka e Afam.

Por último, ao conjunto de pós-graduados de 2013/2014 do Departamento de Medicina Veterinária da Universidade Nigéria Nsukka: Drs. Ijeoma, Amaka e Webster, agradeço a todos o vosso encorajamento e apoio.

RESUMO

Os efeitos do *Trypanosoma congolense*, do *Trypanosoma brucei* e da sua infeção mista na vacinação parvoviral foram estudados experimentalmente em cães mestiços.

Foram utilizados na experiência 20 cães mestiços de sexos mistos, com cerca de 4-6 meses de idade e um peso médio de 6,5 kg. Foram aclimatados durante três semanas antes do início do estudo, período durante o qual foram efectuados os tratamentos de rotina e o rastreio. Os cães foram mantidos em gaiolas num biotério experimental à prova de moscas e foram adequadamente alimentados e receberam água *ad libitum*.

Os vinte cães de raça mestiça foram divididos em cinco grupos de quatro cães cada. O grupo A foi vacinado e não infetado, o grupo B foi não vacinado e não infetado, o grupo C foi infetado com *T. congolense* e vacinado, o grupo D foi infetado com *T. brucei* e vacinado e o grupo E foi infetado com *T. congolense* e *T. brucei* e vacinado.

Os sinais clínicos observados nos cães foram pirexia, anorexia, emaciação, letargia, pelo áspero, corrimento ocular branco e mucosas pálidas. *O Trypanosoma brucei* e *o Trypanosoma congolense,* respetivamente, manifestaram-se na corrente sanguínea de todos os cães infectados aos 6 e 21 dias após a infeção. O período pré-patente da infeção mista de *T. congolense* e *T. brucei* foi de 7 dias após a infeção, quando *o T. brucei* era evidente. Após o tratamento, todos os grupos infectados e tratados (C, D e E) apresentaram resultados negativos para os parasitas *tripanossomas* dois dias após o tratamento e assim permaneceram até ao final da experiência. Não se registou qualquer recidiva da infeção em nenhum dos grupos infectados após o tratamento e os sinais clínicos desapareceram gradualmente, mostrando que o medicamento utilizado conseguiu eliminar os parasitas e evitar os sinais. Embora os sinais clínicos da infeção devida a ambas as espécies fossem geralmente semelhantes, a pirexia pareceu ser mais caraterística da infeção por *T. brucei* do que por *T. congolense*. Foi observada uma diminuição significativa (P<0,05) do peso corporal dos cães nos grupos infectados (C, D e E), que diferiu significativamente dos grupos não infectados (A e C).

Verificaram-se diminuições significativas (P<0,05) na concentração de PCV, hemácias totais e hemoglobina após a infeção nos grupos infectados em comparação com os grupos não infectados. Verificou-se que a vacinação não afectou o PCV, a concentração de Hb e a contagem total de hemácias nesta experiência, uma vez que não foi encontrada qualquer diferença significativa (P>0,05) entre os grupos vacinados e não vacinados. Foi observada leucocitose precoce no grupo infetado apenas com *T. congolense*. Este aumento foi associado ao aumento dos números absolutos de neutrófilos e eosinófilos. A leucopenia foi geralmente observada neste estudo entre os grupos infectados. A diminuição dos números absolutos de linfócitos e neutrófilos ocorreu mais tarde no grupo infetado apenas com *T. congolense*. A leucocitose ocorreu apenas nos cães que foram vacinados.

Os resultados obtidos neste estudo demonstraram que os cães vacinados contra o parvovírus canino (CPV) utilizando a vacina combinada contra o CPV disponível no mercado produziram títulos de anticorpos protectores, ao passo que os cães infectados com parasitas tripanossomas não conseguiram obter uma resposta imunitária humoral forte à vacinação contra o CPV. Este facto foi evidenciado pelo baixo título de anticorpos de imunoglobulina G (IgG) apresentado no estudo. O nível do título de IgG aumentou significativamente após a revacinação em todos os grupos vacinados, como é evidente no aumento do valor S-. Embora não tenha havido uma diferença significativa nos títulos médios de anticorpos entre os grupos infectados, o nível de anticorpos produzidos no grupo infetado com *T. congolense* foi mais elevado.

Concluiu-se, assim, que a tripanossomose canina afecta a resposta imunitária à vacinação contra o parvovírus, diminuindo o título de anticorpos IgG. A redução da resposta imunitária à vacinação foi parcialmente dependente das espécies de tripanossomas utilizadas na infeção. Embora não tenha havido diferença significativa, os cães infectados com *T. brucei* estavam mais imunossuprimidos do que os do grupo infetado com *T. congolense* e do grupo misto. Mais ainda, a leucopenia e a linfopenia associada apoiam a resposta imunitária humoral deprimida nos cães infectados com tripanossomíase canina. Além disso, a revacinação com a vacina parvoviral aumenta a imunidade contra o parvovírus.

ÍNDICE DE CONTEÚDOS

CAPÍTULO 1

INTRODUÇÃO

1.1   CONTEXTO DO ESTUDO

Os cães são importantes animais domésticos de estimação mantidos para segurança, caça, condução de cegos e como fonte de carne (Okubanjo *et al.*, 2013). Tem havido um interesse crescente em manter cães na Nigéria pelas razões mencionadas acima (Kamani *et al.*, 2011). Na Nigéria, a deambulação e a necrópsia, bem como a importação descontrolada de cães, são alguns dos factores que favorecem a ocorrência de doenças nas populações caninas (Adejoke, 2005). Algumas destas doenças incluem a infeção por parvovírus canino e a tripanossomíase, que podem infetar cães simultaneamente.

O parvovírus canino (CPV) é um pequeno vírus de ADN não envelopado de cadeia simples (Steinel *et al.*, 1998) pertencente à família dos parvoviridae (Hong *et al.*, 2007). Para a sua replicação, necessita de células em rápida divisão (Mosallanejad *et al.* 2008). Existem atualmente três estirpes de parvovírus canino amplamente reconhecidas: A doença foi reconhecida pela primeira vez nos Estados Unidos da América em 1978 (Ford, 1988) e, desde então, tem sido registada em muitos outros países, incluindo a Nigéria (Kamalu, 1985). O parvovírus canino é altamente infecioso e é transmitido de cão para cão por contacto direto ou indireto através da via feco-oral (Murray *et al.*, 1999; Sobrino *et al.*, 2008; Chollom *et al.*, 2013). Um grande número de partículas de vírus é libertado, principalmente nas fezes, durante 7-14 dias após o início dos sinais clínicos, contaminando o ambiente. Assim, a maioria dos casos clínicos é infetada por resíduos fecais invisíveis deixados no ambiente e distribuídos posteriormente por sapatos, vestuário, comedouros e outros animais. O período de incubação do CPV é de 7-10 dias (Spibey *et al.*, 2008). De acordo com Kalli *et al.* (2010), os factores predisponentes associados ao desenvolvimento da parvovirose clínica incluem factores de stress (como o desmame precoce, a sobrelotação e a carga parasitária), imunidade passiva ou ativa insuficiente, região geográfica e a presença de outros agentes patogénicos. A doença tem sido relatada como sendo mais grave em cachorros do que em cães adultos (Steinel *et al.*, 2001; Carmichael, 2005). Existem duas formas clínicas comuns: a forma de gastroenterite, comum em adultos, e a forma de miocardite, comum em cachorros (Mohammed *et al., 2005;* Ezeibe *et al.*, 2010). No entanto, a miocardite já não é comum porque as imunizações eficazes das cadelas protegem os cachorros durante o seu período inicial de vida. A doença é caracterizada por letargia, leucopenia, desidratação, anorexia, febre, vómitos e diarreia, que pode conter muco ou sangue com um odor desagradável muito forte (Murray *et al.*, 1999; Mohammed *et al., 2005;* Sobrino *et al.*, 2008; Streck *et al.*, 2009). Conduz a uma elevada mortalidade e morbilidade entre os cães, apesar da disponibilidade de vacinas seguras e eficazes (Waner *et al.*, 2004; Decaro *et al.*, 2006a, b; Ezeibe *et al.*, 2010; Chollom *et al.*, 2013). Na Nigéria, foi registada uma prevalência do CPV de 47,70% em Jos e de 5,04% em Kaduna (Chollom *et al.*, 2013). Desde o aparecimento do CPV, este tem constituído um problema muito grave para a criação de cães (Kahn e Line, 2005). Foram registadas taxas de sobrevivência tão elevadas como 80-95% quando os casos são tratados sintomática e agressivamente numa fase precoce, mas tão baixas como 9,1% sem tratamento (Stacey *et al.*, 2012). O controlo da doença consiste principalmente na adoção da vacinação e de medidas de higiene (Walsh e Ames, 2004). O vírus é, no entanto, extremamente resistente, sobrevivendo à exposição a muitos desinfectantes de rotina e sobrevivendo meses a anos no solo ou em fómites (Kapil *et al.*, 2007). A persistência deste vírus nas populações caninas é atribuída à sua resiliência ambiental, à virulência em populações susceptíveis e à capacidade de sofrer mutações e evitar o reconhecimento pelo sistema imunitário, mesmo em indivíduos vacinados (Pereira *et al.*, 2007). Ocorrem casos esporádicos, particularmente em cães jovens, devido a falhas de vacinação (Waner *et al.*, 2004). Estão disponíveis vacinas monovalentes e multivalentes para controlo. A interferência de anticorpos de origem materna é considerada a principal causa de falhas na vacinação contra o parvovírus canino em cães jovens (Pollock e Carmichael, 1982a; Buonavoglia *et al.*, 1992). Os veterinários e investigadores chegaram à conclusão de que a forma mais segura de saber se um cachorro respondeu adequadamente à vacinação ou de confirmar o estado imunitário num cão adulto é verificar os níveis de anticorpos no soro do cão (Naveh *et al.*, 1995; Waner *et al.*, 1996; Waner *et al.*, 1998; Truyen, 2001). Foi também demonstrada uma série de interações em hospedeiros com co-infecções que podem ter implicações para o êxito da vacinação (Helmby *et al.*, 1998 e Christensen *et al.*, 1987).

O parvovírus canino (CPV) está amplamente distribuído na população canina mundial e continua a ser uma causa importante de morbilidade e mortalidade nesta espécie (Waner *et al.*, 2004; Goddard e Leisewitz, 2010). O vírus é um agente resistente e altamente contagioso capaz de causar enterite e miocardite (Brunner e Swango 1985), com leucopenia grave em cães jovens até aos 6 meses de idade. No entanto, nos últimos anos, foram registados vários casos em cães mais velhos (Decaro *et al.*, 2008; Lamm e Rezabek, 2008). Na Nigéria, há vários registos de mortalidade e morbilidade em cães devido a infeção parvoviral. A tripanossomíase canina é uma doença devastadora que provoca anemia, infertilidade, abortos e morte se não for tratada e tem sido registada com frequência na Nigéria (Losos e Ikede, 1972; Anene *et al.*, 1999). A tripanossomíase animal africana constitui um grande obstáculo ao bem-estar dos animais domésticos em várias partes da África subsariana, incluindo a Nigéria (Swallow, 2000; Abenga *et al.*, 2002; Masiga *et al.*, 2002), apesar de décadas de tentativas para controlar a doença e os seus vectores (Molyneux, 2001). Foi demonstrado que a tripanossomíase diminui a resposta imunitária à vacinação em várias espécies de animais domésticos (Phan *et al.*, 1996). A exposição dos cães à infeção por tripanossomas em áreas endémicas pode confundir a sua resposta imunitária à vacinação.

A tripanossomíase é descrita como uma doença complexa, debilitante e frequentemente fatal do homem e dos animais domésticos, causada pela infeção por um ou mais dos protozoários hemoflagelados patogénicos do género *Trypanosoma*, transmitidos pela tsé-tsé (Iwuala *et al.*, 1980). Os tripanossomas são conhecidos por causarem doenças graves no homem e nos animais em África e são bem conhecidos pela infeção persistente do sangue e pela indução de uma imunossupressão profunda (Tabel *et al.*, 2008). A tripanossomíase animal tem profundas implicações sociais, económicas e biológicas nas regiões afectadas (OMS, 2006; OIE, 2008). Foi relatado como um dos principais factores responsáveis pelo subdesenvolvimento na África Subsariana (SSA) (Onyiah, 1997). É uma doença debilitante, que provoca a deterioração da saúde e da produtividade ao longo de meses ou anos, antes de matar finalmente um animal infetado. Os cães são susceptíveis ao *Trypanosoma brucei brucei, T. congolense, T. evansi e T. cruzi* (Uilenberg, 1998; Jimenez-Coello *et al.*, 2010). *O Trypanosoma cruzi* é também a causa da tripanossomose americana, conhecida como doença de Chagas, nos seres humanos (Cohen e Gurtler, 2001; Doyle, 2006; Nwaoha, 2013). Os cães também são infectados pelo *Trypanosoma brucei rhodesiense* e pelo *Trypanosoma brucei gambiense* do homem (Samdi *et al.*, 2006). Recentemente, *Trypanosoma caninum* de patogenicidade desconhecida foi isolado de uma pele intacta de um cão juntamente com *Leishmania* no Sudeste do Brasil (Madeira *et al.*, 2009; Barros *et al.*, 2012). As infecções com *T. b. brucei* e *T. congolense* encontram-se principalmente na África subsariana.

As infecções são relativamente comuns na Nigéria devido à elevada prevalência de *Glossina spp.* na maior parte do país (Ahmed, 2007). No entanto, os cães também são infectados através da ingestão de carcaças frescas de animais que morreram de tripanossomíase e através de infeção experimental oral (Raina *et al.*, 1985; Uilenberg, 1998). Todas as raças de cães são susceptíveis à tripanossomíase (Annette *et al.*, 2006; Akpa *et al.*, 2008). O período de incubação da tripanossomíase canina causada por *T. b. brucei* é de 4 a 8 dias após a infeção (Anene *et al.*, 1989; CBVD, 2010), ao passo que é de cerca de 4 a 24 dias para *T. congolense* (OIE, 2008). O *T. brucei* invade maioritariamente os tecidos, enquanto o *T. congolense* e, em menor grau, o *T. vivax* e o *T. cruzi* se restringem predominantemente à circulação sanguínea (Losos, 1986; Igbokwe *et al.*, 1994; Mario *et al.*, 1997; Abubakar *et al.*, 2005; Mbaya *et al.*, 2011). No entanto, observou-se que o *T. congolense* pode invadir os tecidos em determinadas condições (Adah *et al.*, 1992). A presença de parasitas nos gânglios linfáticos provoca um aumento profundo dos tecidos e a migração de leucócitos do cancro, a que se segue o sequestro do parasita em vários órgãos, como o coração, o fígado e o baço, o que pode levar ao seu aumento (Akpa *et al.*, 2008). Nos cães, o *T. b. brucei* é responsável por uma doença aguda com elevada parasitemia. Ocorre pirexia, que é mais elevada no primeiro pico de parasitemia, e depois em ondas parasitémicas que resultam no desenvolvimento de anemia (Aquinos, 1997). A tripanossomíase canina é marcada por um inchaço facial que envolve as pálpebras, os lábios e a pele por baixo do maxilar inferior. Outros sinais clínicos são a fraqueza, a letargia e a ceratite. A forma neurológica é semelhante à da raiva e termina fatalmente em poucas semanas (Nwoha e Anene, 2011a). As lesões gerais são alterações congestivas, inflamatórias, edematosas, degenerativas e por vezes hemorrágicas em vários órgãos, como o coração, o sistema nervoso central (SNC), os olhos, os testículos/ovários e a glândula pituitária (Eloy e Lucheis, 2009). O diagnóstico parasitológico pode ser efectuado por exame microscópico de aspirados de gânglios linfáticos, líquido cefalorraquidiano (LCR) (Francois *et al.*, 2005) ou sangue do cão infetado (Uche, 2010). A proteção dos animais contra a tripanossomíase é difícil em zonas endémicas, uma vez que é necessário evitar as picadas da mosca tsé-tsé e de uma variedade de outros insectos. As estratégias de controlo utilizadas no controlo da tripanossomíase incluem o controlo dos vectores e a utilização de quimioterapia, tanto para fins curativos como profilácticos (Leak, 1999). No entanto, em geral, a abordagem quimioterapêutica é muito mais utilizada do que o controlo dos vectores, porque é mais fácil matar os tripanossomas do que as moscas (OMS 1998). De todas as estratégias utilizadas no controlo da tripanossomíase, a quimioterapia é a mais popular e eficaz. O aceturato de diminazeno, o cloreto de isometamidium e o cloreto de homidium (novidium) são normalmente utilizados no controlo da tripanossomíase animal em animais em África. Estes medicamentos são utilizados há mais de 40 anos e não é surpreendente que tenha surgido resistência (Leach e Roberts, 1981; ILRAD, 1990; Geerts *et al.*, 2001). O atraso no início do tratamento, a subdosagem e a monitorização ineficaz da eficácia dos medicamentos no terreno foram identificados como as causas das recaídas e da resistência aos medicamentos na tripanossomíase (Blood *et al.*, 1994).

Por conseguinte, a utilização dos tripanocidas disponíveis exige uma gestão cuidadosa, a fim de minimizar a incidência de resistência (Brown *et al.*, 1990) e prolongar a sua utilidade. Isto é necessário porque o mercado relativamente limitado de tripanocidas em África e o elevado custo de desenvolvimento e patenteamento de novos medicamentos desencorajaram as empresas farmacêuticas de desenvolver novos tripanocidas. Isto representou um grande desafio tanto para os veterinários como para os médicos, pelo que a tendência atual é conseguir uma utilização óptima dos tripanocidas existentes (Geerts *et al.*, 2001). O isetionato de pentamidina é um tripanocida humano desenvolvido na década de 1930. É notavelmente eficaz em doentes com infeção em fase inicial por *T. brucei gambiense* (Pepin e Milord, 1994). Atualmente, a sua utilização nos seres humanos não é afetada pelos problemas de resistência (Fair- lamb *et al.*, 1992; Bacchi, 1993; Bray *et al.*, 2003), como acontece com os poucos tripanocidas veterinários disponíveis, em que a resistência é um problema em rápido crescimento (Kalu, 1995; Anene *et al.*, 2001).

A infeção de cães por *Trypanosoma brucei brucei* é altamente patogénica e responde mal ao tratamento com tripanocidas veterinários. Os tratamentos são seguidos de recaídas frequentes da infeção (Sayer *et al.*, 1979; Anene e Omamegbe, 1987; Kaggwa *et al.*, 1984, 1988; Chukwu *et al.*, 1990). Este facto constitui um desafio para os clínicos veterinários. Ezeokonkwo *et al.* (2010) referiram que o isetionato de pentamidina era mais eficaz do que o aceturato de diminazeno para o tratamento da infeção por *T. brucei brucei* em cães, uma vez que não foram registadas recaídas no seu estudo. A tripanossomíase é também um desafio para os proprietários de animais devido às dificuldades associadas à sua quimioterapia e controlo (Van den Bossche e Doran, 2004).

A disfunção do sistema imunitário na tripanossomíase manifesta-se por alterações na função dos linfócitos B e imunossupressão generalizada (Greenword *et al.*, 1973; Mansfield e Bagasra, 1978; Vincendeau e Bouteille, 2006). Também foram registadas disfunções dos linfócitos T (Olsson *et al.*, 1991; Vaidya *et al.*, 1997). Para além do relatório anterior de Anene *et al.* (1989) sobre a resposta imunitária deprimida à vacina *contra a Brucella abortus* em cães infectados com *T. brucei* e *T. congolense*, existe escassez de informação sobre o efeito da tripanossomíase na resposta imunitária às vacinas parvovirais caninas.

1.2   OBJECTIVO DO ESTUDO EXPERIMENTAL

Avaliar os efeitos de infecções simples e mistas por *T. congolense e T. brucei* na resposta imunitária de cães vacinados contra a infeção por parvovírus.

1.3   OBJECTIVOS ESPECÍFICOS

1. Investigar o efeito da infeção experimental por *T. congolense* na resposta imunitária à vacinação contra o parvovírus em cães mestiços.

2. Investigar o efeito da infeção experimental por *T. brucei* na resposta imunitária à vacinação contra o parvovírus em cães mestiços.

3. Determinar o efeito de infecções experimentais mistas de *T. congolense e T. brucei* na resposta imunitária à vacinação contra o parvovírus em cães mestiços.

4. Comparar as alterações nas respostas imunitárias de cães mestiços com infecções simples e mistas por *T. brucei* e *T. congolense* vacinados contra a infeção por parvovírus.

5. Comparar algumas alterações fisiológicas e hematológicas que ocorrem em cães mestiços com infecções simples e mistas por *T. brucei* e *T. congolense* vacinados contra a infeção por parvovírus.

1.5   HIPÓTESE NULA

Não há alterações significativas na resposta imunitária à vacinação contra o parvovírus em cães locais infectados e não infectados com tripanossomíase.

Não há diferença significativa na resposta imunitária à vacinação contra o parvovírus entre cães mestiços infectados experimentalmente com *T. brucei, T. congolense* e as suas infecções mistas.

Não há alterações significativas nos parâmetros fisiológicos e hematológicos que ocorram em cães mestiços infectados experimentalmente com *T. brucei, T. congolense* e as suas infecções mistas.

1.6   JUSTIFICAÇÃO

Os resultados deste trabalho evidenciarão o efeito da tripanossomíase canina e do seu tratamento na resposta imunitária dos cães vacinados contra a infeção por parvovírus. A informação obtida será útil para o controlo eficaz da infeção por parvovírus canino.

CAPÍTULO 2

2.4 TRIPANOSSOMÍASE ANIMAL AFRICANA

A tripanossomíase animal africana (TAA) é um grande obstáculo à produção pecuária e ao desenvolvimento económico em várias partes da África Subsariana, incluindo a Nigéria (Esievo e Saror, 1991; Swallow, 2000; Abenga *et al.*, 2002; Masiga *et al.*, 2002; Ugochukwu, 2008), apesar de décadas de tentativas para controlar a doença e o seu vetor (Molyneux, 2001; Abenga *et al.*, 2005a). A tripanossomíase animal africana é causada principalmente por *Trypanosoma congolense, T. vivax e T.b. brucei* (Mulligan, 1970; Nweze *et al.*, 2011).

As infecções de gado e de animais de companhia, como cães, com *T. congolense* e *T.b. brucei* são muito comuns, especialmente no sudeste da Nigéria (Omamegbe *et al.*, 1984). A tripanossomíase é endémica nesta parte do mundo devido à ecologia típica da floresta tropical que favorece o crescimento e a propagação das moscas tsé-tsé responsáveis pela transmissão da doença (Nweze *et al.*, 2011).

2.5 TRIPANOSSOMÍASE CANINA

2.5.1 ETIOLOGIA

A tripanossomíase dos cães foi descrita pela primeira vez em 1908 (Bevan, 1913). Foi estabelecido que os cães são susceptíveis a vários tripanossomas, incluindo *T. brucei brucei, T. brucei rhodesiense, T. brucei gambiense, Trypanosoma congolense, Trypanosoma evansi e Trypanosoma cruzi* (Stephen, 1970; Gibson *et al* 1978; Morrison *et al.*, 1983; Matete, 2003; Abenga *et al.*, 2005b).

2.5.2 IDENTIFICAÇÃO DE ESPÉCIES DE TRIPANOSSOMAS CANINOS

As espécies de Trypanosoma que afectam os cães podem ser identificadas pelas seguintes caraterísticas morfológicas. *O Trypanosoma brucei brucei* pode ser encontrado em duas formas diferentes (OMS, 2006): a forma longa e delgada e a forma curta e atarracada. A forma longa e delgada mede aproximadamente cerca de 17 a 33 µm de comprimento e 3,5 µm de largura. A membrana ondulante é conspícua com um flagelo livre na extremidade anterior. A sua extremidade posterior é pontiaguda com um cinetoplasto pequeno e subterminal (Franccois *et al.*, 2005; OIE, 2008; Turnbull, 2001). A forma curta e atarracada mede aproximadamente 17 a 22 μm de comprimento e 3,5 μm de largura com uma membrana ondulada conspícua. Esta forma possui um flagelo livre e uma extremidade posterior pontiaguda com um cinetoplasto pequeno e sub-terminal (OIE, 2008). *O Trypanosoma congolense* tem as suas formas pequenas, medindo 8 a 25 μm, com uma membrana ondulante evidente (Uilenberg, 1998). A extremidade posterior é arredondada, sem flagelo livre. O cinetoplasto é de tamanho médio e terminal, frequentemente posicionado lateralmente. Embora seja considerado monomorfo, observa-se por vezes um grau de variação morfológica que inclui subgrupos de *T. congolense* da savana, da floresta, de kilifi e de tsavo com diferentes patogenias (Bengaly *et al.*, 2002; Masumu *et al.*, 2006; OIE, 2009).

O Trypanosoma evansi é tipicamente representado quase exclusivamente por tripomastigotas finos, compreendendo formas delgadas e intermédias correspondentes às do *T. brucei*. As formas delgadas têm um longo flagelo livre e uma extremidade posterior estreita, que pode ser arredondada ou truncada, com o cinetoplasto situado a alguma distância da ponta. As formas intermédias têm um flagelo livre mais curto e uma extremidade posterior curta, frequentemente pontiaguda, com o cinetoplasto situado perto desta extremidade (Hoare, 1972). *O Trypanosoma cruzi* mede cerca de 10 μm de comprimento, é delgado e fino, com uma membrana ondulada de forma irregular. O seu núcleo está posicionado centralmente e o cinetoplasto é posterior (Uilenberg, 1998; Hunt, 2010). O flagelo livre percorre o restante do parasita e também se estende para além dele. Visualizado em amostra corada, o parasita assume uma forma de C ou U (De Souza, 1999). *O Trypanosoma rangeli* tem uma morfologia semelhante à do *T. cruzi* (OIE, 2008).

O Trypanosoma caninum é morfologicamente distinto dos tripanossomas salivares. Difere do *T. cruzi* principalmente pelo tamanho das suas formas tripomastigotas e cinetoplastos e pela ausência de infecciosidade para macrófagos e triatomíneos (Madeira *et al.*, 2009). Isto significa que o parasita não pode ser transmitido através da picada da tsé-tsé.

2.5.3 EPIDEMIOLOGIA DA TRIPANOSSOMÍASE CANINA

As infecções por *T.b. brucei* e *T. congolense* encontram-se principalmente na África subsariana e a doença é relativamente comum na Nigéria devido à elevada prevalência de *Glossina spp* na maior parte do país (Ahmed, 2007), devido à grande quantidade de vegetação ao longo dos rios e lagos e às grandes savanas arborizadas (Nwoha, 2013). Anene *et al* (1999) referiram que a tripanossomíase canina devida a *T. congolense* ocorre frequentemente.

2.5.3.1 Anfitrião afetado

Os cães de raças autóctones, estrangeiras e cruzadas são susceptíveis à tripanossomíase (Annette *et al.*, 2006; Akpa *et al.*, 2008).

2.5.3.2 Anfitrião intermédio

Glossina spp. (mosca tse-tse) e moscas hematófagas do género *Tabanus*, *Stomoxys* e triatomídeos são vectores da transmissão da tripanossomíase em cães (Uilenberg, 1998).

2.5.3.3 Distribuição

Isto depende da distribuição das moscas tse-tse e dos triatomíneos, que são os principais vectores responsáveis pela transmissão da tripanossomíase africana e dos triatomíneos transmissores da tripanossomíase americana, respetivamente, em cães (OMS, 2013; Serap *et al.*, 2003; Hunt, 2010). As moscas Tse-tse estão atualmente restritas a 14° de latitude norte e 29° de latitude sul da África subsariana, afectando 10 milhões de quilómetros quadrados de massa terrestre (Molyneux, 1997; Serap *et al.*, 2003; OMS, 2010). A tripanossomíase canina ultrapassou as fronteiras de África e chegou à Europa, aparentemente desprovida de moscas tse tse. Isto deve-se às diversas formas clínicas dos diferentes parasitas infectantes. *O Trypanosoma congolense* tem três estirpes principais de patogenicidade desigual que causam diversas condições clínicas no cão (Nwaoha, 2013). A estirpe savana de *T. congolense* produz uma condição clínica assintomática em cães infectados e foi implicada como a causa da primeira tripanossomíase canina africana registada no Reino Unido (Gow *et al.*, 2007). Sem que o importador soubesse, um Jack Russell Terrier macho castrado de seis anos de idade albergava a estirpe Savanna de *T. congolense* e, por conseguinte, foi transmitido sem ser detectado após longos dias de quarentena. No entanto, poucos dias após a chegada ao Reino Unido, Jack desenvolveu sinais de anemia e não tardou a morrer (Nwaoha, 2013). Gow *et al.*, (2007) também afirmaram que as estirpes assintomáticas de *T. congolense* aumentam a distribuição da tripanossomíase canina para além das fronteiras geográficas. *A T. evansi* encontra-se principalmente no Norte de África, Próximo Oriente, Extremo Oriente, América Central e América do Sul. Foi disseminada mecanicamente por várias moscas hematófagas que picam e por morcegos vampiros na América Latina (William e Deborah, 1997; FAO, 2006). *O T. rangeli* em cães é endémico na América Latina como parasita do homem, enquanto *o T. caninum* só foi identificado no Sudeste do Brasil

(CBVD, 2010; Barros *et al.*, 2012).

A tripanossomíase canina americana (doença de Chagas) encontra-se principalmente no sudoeste dos Estados Unidos e, esporadicamente, no sul dos Estados Unidos (Masumu, 2006). A doença espalhou-se pelas populações latino-americanas na sequência da migração humana nos últimos três séculos para habitats naturais de espécies de triatomíneos vulgarmente conhecidas como "insectos que beijam" (Amora, 2004). A distribuição da doença de Chagas em cães para além das zonas de triatomíneos é grandemente influenciada pelo aumento da transfusão de sangue canino (Rosypal *et al.*, 2007) e, em 1996, a doença de Chagas foi registada nas áreas municipais do Brasil (Maywald *et al.*, 1996).

2.5.3.4   Transmissão

O Trypanosoma b. brucei e *o T. congolense* são transmitidos a cães susceptíveis através da picada da mosca tsé-tsé durante a sua alimentação (Luckins, 1973; CBVD, 2010). *O Trypanosoma evansi* é transmitido mecanicamente na América do Sul através de morcegos vampiros e pela ingestão de carne de herbívoros infectados (Steverding, 2008; Uilenberg, 1998). *O Trypanosoma cruzi* e *o T. rangeli* são ambos transmitidos por triatomíneos, como os percevejos. Os cães e os gatos podem ser infectados com *T. cruzi* e *T. evansi* através da ingestão dos excrementos do vetor ou da ingestão de todo o vetor infetado (Cohen e Gurtler, 2001; Eloy e Lucheis, 2009). A infeção também pode ocorrer através da penetração de formas metacíclicas de *T. cruzi* na pele intacta ou desgastada dos cães (Uilenberg, 1998). Raramente ocorrem infecções in-utero e colostrais (Uilenberg, 1998). A infeção por *T. rangeli* pode ocorrer através da contaminação de locais de alimentação de tritomine no corpo do cão com saliva infetada ou através dos excrementos dos vectores (CVBD, 2010). O modo de transmissão do *T. caninum* é ainda desconhecido.

2.5.4 CICLO DE VIDA

Os tripanossomas são excelentes exemplos de organismos que apresentam uma adaptação extrema ao seu ambiente, em muitos casos porque têm de escapar às respostas imunitárias do hospedeiro (Baral, 2010). Os tripanossomas africanos são transmitidos entre hospedeiros mamíferos pela mosca tsé-tsé. No entanto, em cada hospedeiro, os parasitas passam por muitas fases do ciclo de vida que envolvem formas com morfologias discretas, padrões de expressão de genes e estado de proliferação. Em cada caso, essas mudanças de desenvolvimento são programadas com precisão (Barry e McCulloch, 2001). A infeção do hospedeiro mamífero começa quando o estádio infecioso, conhecido como estádio metacíclico, é injetado intradermicamente pela mosca tsé-tsé. Os organismos transformam-se rapidamente em tripomastigotas da corrente sanguínea (formas longas e delgadas) e dividem-se por fissão binária nos espaços intersticiais no local da picada. A acumulação de resíduos metabólicos e detritos celulares leva à formação de um "cancro". No hospedeiro mamífero, os parasitas metacíclicos sofrem rapidamente alterações cíclicas e morfológicas. Trocam o repertório restrito de variação antigénica que é caraterístico das formas metacíclicas por um sistema mais elaborado das formas da corrente sanguínea (Vickerman, 1965). Uma vez estabelecido no hospedeiro mamífero, o parasita da corrente sanguínea é heterogéneo (Vickerman, 1965; Matthews *et al.*, 2004), compreendendo as formas delgadas proliferativas durante a fase ascendente da parasitemia e as formas atarracadas não proliferativas no pico da parasitemia (Vassella, *et al.*, 1997). A transição entre os extremos morfológicos (i.e., as formas delgadas versus atarracadas) envolve uma progressão da proliferação para a paragem do ciclo celular, acompanhada por uma série de transformações biológicas e morfológicas (Tyler *et al.*, 1997; McLintock *et al.*, 1993). Uma vez que as formas robustas se desenvolvem durante o curso da parasitemia, a população é pré-adaptada para a transição para as formas procíclicas, que ocupam e proliferam no intestino médio da tsé-tsé (Baral, 2009). As principais caraterísticas da formação de cotos são a paragem do ciclo celular, a elaboração de algumas actividades mitocondriais e uma relativa resistência à lise por anticorpos (Redpath *et al., 2000*; Sbicego *et al.,* 1999) e ao ambiente proteolítico que pode ser encontrado no intestino médio da tsé-tsé (Sbicego *et al.,* 1999; Ziegelbauer *et al.,* 1993). Quando a mosca vectora (tsé-tsé) pica um indivíduo infetado, leva os parasitas com a refeição de sangue. Os parasitas sofrem alterações metabólicas no intestino médio da mosca. Perdem o seu revestimento de superfície, que consiste em cerca de 107 moléculas da glicoproteína de superfície específica variante (VSG), e transformam-se nas formas procíclicas proliferativas. Nesta forma, expressam as suas próprias proteínas de superfície denominadas Proteínas Repetitivas Ácidas Procíclicas (PARPs, ou prociclinas) (Baral, 2009). Os eventos que definem a diferenciação das formas da corrente sanguínea para as formas procíclicas são a perda de VSG e o ganho de prociclinas. A perda da glicoproteína de superfície variante ocorre muito rapidamente e envolve a ação combinada da fosfolipase C específica do glicosil-fosfatidil-inositol (GPI-PLC) e uma clivagem proteolítica da VSG através de uma metaloprotease de zinco (Ziegelbauer *et al.,* 1993; Gruszynski *et al.,* 2003; Matthews, 2005). A transformação para a forma procíclica também altera a produção de energia, que deixa de ser exclusivamente baseada na glicólise na corrente sanguínea e passa a ser um sistema respiratório baseado nas mitocôndrias, o que requer uma elaboração estrutural e a ativação metabólica dos organelos (Sternberg *et al.,* 1988). Para uma transmissão bem sucedida, o parasita passa por duas fases de diferenciação na mosca: primeiro, o estabelecimento no intestino médio e depois a maturação nas peças bucais ou na glândula salivar (Baral, 2009). Pensa-se geralmente que, durante o desenvolvimento normal na mosca, não existem fases intracelulares e que os parasitas não atravessam uma barreira epitelial para entrar na mosca. Após a proliferação no intestino médio da mosca tsé-tsé, o parasita migra para a glândula salivar. As formas epimastigotas geradas ali fixam-se à glândula através da elaboração da membrana flagelar. Após uma maior multiplicação, o parasita sofre uma paragem na divisão, volta a adquirir um revestimento VSG e é libertado no lúmen da glândula salivar, em preparação para a inoculação num novo hospedeiro mamífero (Sternberg *et al.*, 1988).

Se as moscas tsé-tsé ingerirem mais do que uma estirpe de tripanossomas, existe a possibilidade de intercâmbio genético entre as duas estirpes, gerando um aumento da diversidade genética num organismo que pode não ter um verdadeiro ciclo sexual. De facto, foi demonstrado, através de cruzamentos laboratoriais, que o intercâmbio genético no tripanossoma africano é possível (Sternberg *et al.*, 1988; Sternberg e Tait, 1990; Turner *et al.*, 1991; Turner *et al.*, 1990; Jenni *et al.*, 1986; Schweizer e Jenni, 1991). A fase exacta do ciclo de vida em que ocorre esta troca genética é equívoca, podendo ser na fase do intestino médio (Bingle *et al.*, 2001), na glândula salivar da mosca (Van Dan Abbeele *et al.*, 1997) e possivelmente na fase do proventrículo e do intestino anterior (Gibson, 2001). Apesar de existirem resultados contraditórios quanto à fase em que se efectua esta troca, é demonstrado que não se trata de um processo obrigatório. O mecanismo de troca genética em *T. brucei* ainda não é claro, embora pareça ser um verdadeiro processo sexual envolvendo meiose (Van Dan Abbeele *et al.*, 1997). No entanto, não foi observada nenhuma fase haploide e os intermediários do processo são ainda uma questão de conjetura. A frequência do sexo nos tripanossomas na natureza é também objeto de especulação e controvérsia, com resultados contraditórios provenientes da genética populacional (Gibson e Stevens, 1999; Brun *et al.*, 1998).

Em contraste com os tripanossomas transmitidos pela tsé-tsé, a *T. evansi* é transmitida mecanicamente por insectos sugadores de sangue. Na Ásia, a transmissão é feita pelas mutucas (*Tabanus spp.*) e pelas moscas do estábulo (*Stomoxys spp.*) e, em África, a mosca tsé-tsé, tal como outras moscas que picam, pode atuar como vetor mecânico. Na América do Sul e Central, para além das moscas sugadoras de sangue, a *T. evansi* também pode ser transmitida pelos morcegos vampiros (*Dosmodus rotundus*). Além da transmissão mecânica por insectos e morcegos vampiros, a *T. evansi* pode ser transmitida através do leite ou durante o coito (Borst *et al.*, 1987). Não foram observadas fases de desenvolvimento em nenhum dos vectores acima mencionados

(Nikolay *et al.*, 2012).

2.5.5 PATOGENESE

A patologia associada à tripanossomíase canina depende da espécie de tripanossoma que a infecta (Hunt, 2010). No entanto, independentemente da espécie, verifica-se a formação de cancro poucos dias após a picada da mosca tsé-tsé (Nwaoha, 2013). A formação de cancro é uma reação inflamatória cutânea local provocada pela entrada de tripanossomas através da barreira cutânea (Manson-Bahr, 1931; FAO, 1998). O tamanho do cancro é determinado pelo estado imunitário do cão, pela virulência da espécie de *Trypanosoma* infetante e pela dose de inoculação (Nwaoha, 2013). Os parasitas que se dividem rapidamente no interior do cancro entram nos gânglios linfáticos regionais, nos linfáticos aferentes, no ducto linfático torácico e, finalmente, no sangue (Mario *et al.*, 1997).

O período de incubação da tripanossomíase canina causada por *T. b. brucei* é de quatro a oito dias após a infeção (Anene et al., 1989; CBVD, 2010). A partir do sangue, os tripanossomas, especialmente *o T.b. brucei* e *o T. evansi*, são disseminados para vários tecidos e órgãos do corpo, enquanto outras espécies, como o *T. congolense,* permanecem nos vasos sanguíneos (Losos, 1986; Abubakar *et al.,* 2005; Mario *et al.,* 1997). No entanto, observou-se que *o T. congolense* pode invadir os tecidos em determinadas condições (Adah *et al.,* 1992). Uma infeção com *T. evansi* produz manifestações clínicas semelhantes às de *T. brucei brucei* (Mario *et al.,* 1997). A presença de parasitas nos gânglios linfáticos provoca um aumento profundo dos tecidos devido à proliferação celular nas zonas de células B e à migração de leucócitos do cancro. Pouco tempo depois, ocorre o sequestro do parasita em vários órgãos, como o coração, o fígado e o baço (Akpa *et al.*, 2008). A esplenomegalia é uma caraterística da fase aguda ou parasitária da infeção e resulta principalmente do sequestro de glóbulos vermelhos e linfócitos e de uma população alargada de macrófagos (Murray e Dexter, 1988).

No fígado, as células de Kupffer fagocitam os parasitas que estão ligados aos anticorpos do cão infetado. O órgão pode ficar aumentado e congestionado com hiperplasia das células de Kupffer e infiltração de células mononucleares periportais (Murray *et al.,* 1983). Os cães com anemia perniciosa podem apresentar necrose centrolobular do fígado. As principais alterações na medula óssea são uma redução dos componentes celulares que afecta os glóbulos vermelhos, os linfócitos e as plaquetas (Eloy e Lucheis, 2009).

O coração é consistentemente danificado em cães infectados com *T. b. brucei*, *T. cruzi* ou *T. congolense*, produzindo lesões distintas (Katherine e Edith, 2004; Mario *et al.,* 1997). A patogénese da tripanossomíase canina americana começa imediatamente após a contaminação do local de alimentação com tritomíneos. Estes vectores libertam *T. cruzi* nas suas fezes durante as refeições de sangue e os organismos penetram acidentalmente no local de alimentação do cão. A picada provoca comichão e o ato de coçar facilita a penetração dos parasitas nos tecidos (Nwaoha, 2013). A doença de Chagas aguda é normalmente observada em cães jovens entre os 5 e os 6 meses de idade (Caliari *et al.,* 1996; Hunt, 2010). Estes cães podem morrer subitamente devido a reacções inflamatórias graves no coração. Esta situação é frequentemente confundida com causas mais comuns de doença cardíaca (Eloy e Lucheis, 2009). Esta condição é rara, exceto em casos de invasão de um grande número de parasitas no coração (Ettinger e Feldman, 1997). Os cães com infecções experimentais agudas de *T. cruzi* apresentaram alterações nos neurónios do plexo de Auerbach e miosite no terço inferior do esófago (Mario *et al.,* 1997).

A doença de Chagas crónica é caracterizada por miocardite, tal como se verifica no homem, e está associada à remodelação da estrutura cardíaca, resultando em disfunção cardíaca do lado direito e distúrbios de condução invulgares, tais como arritmias (Meurs *et al.,* 1998). Estas condições são facilmente detectadas com exames electrocardiográficos e ecocardiográficos do coração (Meurs *et al.,* 1998). Estes cães podem apresentar alterações no cérebro e nos nervos periféricos durante as fases aguda e crónica da doença (Eloy e Lucheis, 2009). As lesões cardíacas associadas a infecções por *T. b. brucei* africano mostram uma infiltração celular acentuada nos locais perivasculares e intersticiais. Estes infiltrados são compostos principalmente por células linfóides, plasmócitos, macrófagos e, ocasionalmente, eosinófilos (Andrade *et al.,* 1997). As lesões cardíacas associadas à infeção por *T. congolense* apresentam infiltrações celulares escassas, constituídas por pequenos linfócitos e, ocasionalmente, macrófagos e plasmócitos (Adah *et al.,* 1992; Murray *et al.,* 1983). As infecções com *T.congolense* são maioritariamente vasculares com poucos parasitas extravasculares (Adah *et al.,*1992).

O edema dos espaços perivasculares e intersticiais é frequentemente observado na tripanossomíase canina, particularmente na fase terminal. O edema perivascular da musculatura cardíaca reflecte possivelmente um aumento da permeabilidade e uma extensa degeneração das fibras cardíacas. Isto deve-se provavelmente à anóxia causada pela anemia prolongada e pela patologia imunomediada. Os cães infectados com *T. b. brucei* e *T. cruzi* apresentam uma meningoencefalite grave semelhante à descrita em casos fatais de tripanossomíase humana.

2.5.6 SINAIS CLÍNICOS

O conhecimento das caraterísticas clínicas/patológicas em resposta a infecções por tripanossomas em cães foi complementado por estudos em cães infectados experimentalmente com estes agentes patogénicos. A infeção experimental com tripanossomas caninos segue tipicamente três fases sucessivas: formas aguda, subaguda e crónica, embora num cenário de desafio natural possa ser mais complexa (Katherine e Edith, 2004). Nos cães, *o T. b. brucei* é responsável por uma doença aguda com elevada parasitemia. A fase aguda inicial da doença é marcada pela presença contínua de tripanossomas no sangue em concentrações detectáveis (10^3 a 10^8 /ml) (OIE, 2008; Nwoha e Anene, 2011a). A pirexia é mais elevada no primeiro pico de parasitemia e, posteriormente, nas ondas parasitémicas, o que corresponde frequentemente ao desenvolvimento de anemia (Aquinos, 1997). A anemia é a caraterística mais proeminente da tripanossomíase canina (Franciscato *et al.,* 2007; Nwoha e Anene, 2011b). Isto é facilmente observado clinicamente como palidez da membrana mucosa. A virulência da população do parasita infetante e a idade, o estado nutricional e a raça do hospedeiro influenciam a gravidade da anemia.

A tripanossomíase canina africana caracteriza-se por uma infiltração dos tecidos subcutâneos com líquido (edema) e inchaço das pálpebras, dos lábios e da pele por baixo do maxilar inferior (Nwoha e Anene, 2011a). Alguns cães desenvolvem queratite que pode resultar em opacidade corneana unilateral ou bilateral com descargas lacrimais moderadas (Nwoha e Anene, 2011a). Alguns casos desenvolvem a forma neurológica da doença, geralmente após a terapia. Esta forma é semelhante à da raiva e termina fatalmente em poucas semanas (Anene *et al.*, 1989a). A emaciação pode ou não ser observada em cães com infeção aguda da doença. A maioria dos cães apresenta fraqueza e letargia acentuadas. Na fase terminal da doença, os animais tornam-se extremamente fracos e são frequentemente incapazes de se levantar. A morte do animal infetado pode ocorrer nas primeiras semanas ou meses após a infeção, em resultado da doença aguda (Nwoha e Anene, 2011a). Em contraste com a fase aguda da infeção, os cães infectados com *T. congolense, T. evansi, T. rangeli, T. cruzi* e *T. caninum* apresentam frequentemente uma forma crónica da doença com sinais oculares como ceratite, uveíte, coagulopatias em *T. evansi* e conjuntivite blefaropática (Amole *et al.*,1982; Mario *et al.*, 1997). *O Trypanosoma evansi* produz por vezes um síndroma agudo nos cães, manifestado por placas urticariformes e oftalmite, que são transitórios e podem recidivar (Mario *et al.*, 1997). Do mesmo modo, menos frequentemente, outros causam síndromas agudos em cães importados, com pirexia, prostração, anemia grave e morte 2 a 3 semanas após a infeção (CVBD, 2010; Nwoha e Anene, 2011b).

Os sinais clínicos da tripanossomíase canina americana apresentam-se frequentemente de forma assintomática a estados de doença crónica em cães e gatos (Teixeira *et al.*, 1990). A fase aguda é frequentemente observada em cães jovens, caracterizada por miocardite generalizada e degeneração extensa do sistema nervoso central. Estes cães apresentam sinais de letargia, esplenomegalia, linfonodos aumentados, diarreia, miocardite e morte súbita. Os corações doentes podem deteriorar-se lentamente em termos de função e os sintomas resultantes podem ser confundidos com os de outras doenças cardíacas (Kirchhoff, 2011). As formas crónicas da doença são normalmente observadas em cães adultos após vários meses de infeção inicial e são caracterizadas por arritmias ventriculares e dilatação do miocárdio. A insuficiência cardíaca é inicialmente detectada no lado direito e mais tarde progride para insuficiência ventricular esquerda (Ettinger e Feldman, 1997). Os gatos podem apresentar pirexia, convulsões e paralisia dos membros posteriores (Kirchhoff, 2011).

A anemia na fase crónica não está estritamente associada à presença de parasitas no sangue, mas resulta da exaustão das limitadas células estaminais pluripotentes da medula óssea, devido aos constantes ataques de ondas de parasitemia (Manson-Bahr, 1931). Neste período, os cães podem estar intermitentemente parasitados. Os cães com tripanossomíase canina crónica são fracos, caquéticos e debilitados na fase terminal da doença. Apesar do seu estado debilitado, alguns cães continuam a comer, o que pode durar meses antes da sua morte (Nwoha e Anene, 2011a).

2.5.7 PATOLOGIA

Não existem lesões patognomónicas em cães infectados com tripanossomas (Nwaoha, 2013). As lesões gerais são coagulopatias congestivas, inflamatórias, edematosas, degenerativas e por vezes hemorrágicas em vários órgãos, como o coração, o sistema nervoso central (SNC), os olhos, os testículos, os ovários e a glândula pituitária (Eloy e Lucheis, 2009). Geralmente há edema da cabeça, do tórax e dos membros anteriores. A carcaça apresenta perda de massa muscular e aparência gelatinosa da gordura cutânea (Nwoha e Anene, 2011a). A insuficiência cardíaca congestiva é uma causa importante de morte em casos crónicos e está relacionada com os efeitos combinados de anemia prolongada, danos no miocárdio e aumento da permeabilidade vascular (Katherine e Edith, 2004). Os gânglios linfáticos superficiais estão ligeiramente aumentados e edematosos na superfície de corte. O fígado e o baço estão inchados e congestionados, enquanto os rins estão pálidos e a superfície de corte mostra hemorragias, especialmente ao longo da junção corticomedular (Nwoha e Anene, 2011a). Nos casos crónicos, os gânglios linfáticos e o baço voltam frequentemente ao tamanho normal e, em alguns casos, acabam por atrofiar e esclerosar (Katherine e Edith, 2004). Há hidrotórax e hidropericárdio com fluido cor de palha e flocos de fibrina (Nwoha e Anene, 2011a). As gorduras pericárdicas são gelatinosas e os pulmões estão enfisematosos com hemorragias na traqueia. As meninges do cérebro estão hemorrágicas. A urina apresenta um desvio da cor âmbar normal com um pH de 6,0. Há evidência de um aumento do número de leucócitos na urina. Esta pode ser a razão da ligeira alteração da gravidade específica e do aumento da turvação da urina (Katherine e Edith, 2004; Nwoha e Anene, 2011a).

2.5.8 DIAGNÓSTICO DIFERENCIAL

As doenças que podem ser confundidas com casos clínicos de tripanossomíase em cães incluem:

1. Babesiose canina, carbúnculo canino, anaplasmose canina, septicemia hemorrágica canina. Estes podem ser confundidos com tripanossomíase aguda com pirexia.

2. Ancilostomose canina, ascaridíase canina, desnutrição e outras helmintoses (Nwaoha, 2013). Estas podem ser confundidas com tripanossomíase crónica, apresentando anemia e emaciação

2.5.9 DIAGNÓSTICO

O diagnóstico da tripanossomíase canina baseia-se numa combinação de exames clínicos pormenorizados, seleção/colheita adequada de amostras, testes de diagnóstico apropriados, realização adequada dos testes e interpretação lógica dos resultados (Nwaoha, 2013). Na tripanossomíase canina, em que a prevalência da doença é elevada, alguns testes de baixa sensibilidade diagnóstica podem ser suficientes (OIE, 2008). O diagnóstico parasitológico pode ser efectuado por exame microscópico de aspirados de gânglios linfáticos, sangue ou líquido cefalorraquidiano (LCR) de cães infectados (François *et al.*, 2005). As amostras de sangue devem ser examinadas o mais rapidamente possível para evitar a imobilização e subsequente lise dos tripanossomas na amostra. Muitas vezes, as amostras de sangue colhidas na ponta da orelha produzem uma maior quantidade de parasitas quando comparadas com a punção venosa (Uche, 2010). A amostra de sangue colhida deve ser conservada num recipiente com gelo, ao abrigo da luz solar, porque os tripanossomas são rapidamente destruídos pela luz solar (OIE, 2008).

2.5.9.1 Método de montagem por via húmida

Na preparação de películas de sangue húmido, uma gota (cerca de 2 μl) de sangue é colocada numa lâmina limpa e coberta com uma lamela para eliminar bolhas de ar. Em seguida, é examinada microscopicamente (ampliação, X40) com abertura de condensador, contraste de fase ou contraste de interferência para uma visualização adequada (22 × 22 mm). O Manual de Controlo da Tripanossomíase da OMS (1983) apresenta um procedimento pormenorizado para este teste.

Embora esta técnica tenha um poder de deteção muito baixo de 10 000 parasitas em 200 campos microscópicos, é o teste mais utilizado na tripanossomose (François *et al.*, 2005). O exame microscópico melhora a deteção de tripanossomas que se lançam através do campo microscópico em *T. brucei* positivo, enquanto os parasitas *de T. congolense* se movem lentamente, permitindo assim um diagnóstico definitivo. O movimento dos eritrócitos circundantes atrai frequentemente a atenção para a presença de tripanossomas no sangue. Devido às flutuações da parasitemia, as amostras de sangue devem ser colhidas de dois em dois dias para verificar se existe um pico de parasitemia, altura em que os parasitas serão facilmente detectados. A sensibilidade desta técnica pode ser significativamente melhorada através da lise das hemácias antes do exame, utilizando um agente hemolítico como o dodecil sulfato de sódio (SDS) (OIE, 2008).

2.5.9.2   Aspirado de gânglio linfático

O exame de aspirados linfáticos de gânglios linfáticos pré-escapulares detecta até 80 % da infeção (Robson e Ashkar, 1972). A linfa é aspirada de gânglios linfáticos cervicais aumentados e uma a duas gotas do aspirado fresco são expelidas para uma lâmina, sendo aplicada uma lamela para espalhar a amostra e preparar um esfregaço. A preparação húmida é montada imediatamente e observada ao microscópio (ampliação, X40) para detetar a presença de tripanossomas móveis (Francois *et al.*, 2005). A sensibilidade deste procedimento varia entre 40 e 80 %, dependendo da estirpe do parasita, da fase da doença (a sensibilidade é maior na fase aguda) e da infeção concomitante com agentes patogénicos que causam linfadenopatia (Simarro *et al., 2003;* Van Meirvenne, 1999).

2.5.9.3 Esfregaços de sangue finos e espessos

O esfregaço de sangue fino/espesso é outra técnica parasitológica que pode ser utilizada no diagnóstico da tripanossomíase (Nwaoha, 2013). Esta técnica não é fastidiosa e pode ser efectuada facilmente por um técnico experiente. As películas finas de sangue coradas com Giemsa ou Field's são feitas colocando uma gota de sangue (cerca de 5 µl e 5 a 10 µl para sangue espesso) numa extremidade de uma lâmina, a borda de outra lâmina é colocada suficientemente perto da gota de sangue para que esta se espalhe ao longo da borda. Depois, com um movimento rápido, o sangue é espalhado na lâmina. Idealmente, as películas finas devem ser preparadas de modo a que as hemácias fiquem bastante próximas umas das outras, mas sem se sobreporem. A lâmina é seca ao ar e depois fixada em metanol. A lâmina fixada é posteriormente corada com Giemsa em solução salina tamponada com fosfato a um pH de 7,2. Uma técnica mais pormenorizada pode ser encontrada no manual de controlo da tripanossomíase da OMS. Após a preparação, a lâmina corada é deixada a secar e depois examinada num microscópio de contraste de fase. Esta técnica ajuda a identificar a espécie específica de tripanossoma infetante e é frequentemente utilizada quando não existe uma centrifugadora (Lumsden *et al.*, 1979). A sensibilidade deste teste pode ser melhorada aumentando a espessura das lâminas coradas. Os esfregaços fixados devem ser mantidos secos e protegidos do pó, calor, moscas e outros insectos que possam alimentar-se deles (OIE, 2008).

2.5.9.4   Técnica de centrifugação do microhematócrito (MHCT)

Esta técnica é por vezes referida como técnica de centrifugação em tubo capilar ou como teste de Woo. Foi desenvolvida há mais de 30 anos e ainda é utilizada no diagnóstico da tripanossomíase no homem e nos animais (Woo, 1970; 1971). Neste procedimento, os tubos capilares heparinizados são enchidos a três quartos com a amostra de sangue suspeito contendo um anticoagulante. As extremidades secas dos tubos capilares são seladas com plasticina ou calor (OIE, 2008). Os tubos capilares são centrifugados a 3000 rpm durante 6 a 8 minutos. Os tripanossomas concentram-se ao nível dos glóbulos brancos, entre o plasma e os eritrócitos. Os tubos capilares centrifugados podem então ser examinados ao microscópio com uma pequena ampliação de x10 ou x40 para detetar parasitas móveis. A técnica de centrifugação de microhematócrito é uma técnica mais sensível do que a montagem húmida, e a sensibilidade da mHCT aumenta com o número de tubos examinados (OIE, 2008).

2.5.9.5   Casaco de búfalo quantitativo

O método quantitativo da camada leucocitária ou método de Murray (QBC; Beckton-Dickinson) foi inicialmente desenvolvido para a avaliação rápida de contagens diferenciais de células, mas está agora a ser aplicado ao diagnóstico de hemoparasitas, incluindo tripanossomas (Levine *et al.*,1989; Bailey e Smith, 1992; Nwaoha, 2013). É um método melhorado e amplamente utilizado de diagnóstico de tripanossomas que envolve a coloração de cinetoplastos e núcleos de tripanossomas com laranja de acridina para facilitar a diferenciação dos glóbulos brancos ao nível da camada leucocitária (Francois *et al.*, 2005). Cerca de 1500 a 2000 µl de sangue em tubos capilares heparinizados contendo laranja de acridina são centrifugados a 3000 rpm para permitir a separação. A camada leitosa é aspirada para um tubo capilar com microhematócrito e novamente centrifugada. Os tripanossomas móveis podem ser identificados pela fluorescência dos seus cinetoplastos e núcleos na camada leucocitária expandida. Os tripanossomas fluorescentes são melhor apreciados numa sala escura, utilizando luz ultravioleta gerada por uma fonte de luz fria ligada por uma fibra de vidro a uma objetiva especial com o filtro adequado. O QBC tem uma sensibilidade de cerca de 95 % e pode detetar casos positivos de baixa parasitemia (Francois *et al.*, 2005).

2.5.9.6   Técnica de centrifugação com permuta aniónica (MAECT)

A técnica de centrifugação por permuta aniónica foi introduzida por Lumsden *et al.* (1979) com base numa técnica desenvolvida por Lanham e Godfrey (1970). Uma versão actualizada foi descrita por Zillmann *et al.* (1996). A técnica baseia-se na capacidade de as hemácias com carga negativa serem retidas na coluna aniónica e de os tripanossomas com carga menos negativa passarem com a solução. Os tripanossomas são concentrados na solução por centrifugação a baixa velocidade (Francois *et al.*, 2005). O concentrado é então examinado num suporte especial ao microscópio para detetar a presença de tripanossomas. Esta técnica é altamente sensível em comparação com a maioria das outras técnicas descritas devido ao grande volume de sangue (300 µl) utilizado, o que permite a deteção de menos de 100 tripanossomas/ml (OIE, 2008).

2.5.9.7   Cultivo *in vitro*

A cultura *in vitro* de *T. brucei* tem sido descrita ao longo dos anos, mas com diferentes graus de sucesso (McNamara et al. 1995; OIE, 2008). Cerca de 5 a 10 ml de sangue são cultivados em laboratório e as formas de tripanossomas da corrente sanguínea transformam-se em grandes formas procíclicas em proliferação, detectáveis no prazo de três a quatro semanas (Francois *etal.*, 2005). A técnica requer equipamento sofisticado, é morosa e não é adequada para o diagnóstico de rotina ou em grande escala. O kit KIVI pode ser utilizado *in vitro* no isolamento e amplificação de todas as espécies de *T. brucei* em seres humanos, animais domésticos e de caça.

2.5.9.8   Inoculação animal

A inoculação de ratos pode ser utilizada para a deteção de casos positivos com infecções subclínicas através da inoculação de ratos livres de agentes patogénicos específicos (SPF) com amostras de sangue de animais suspeitos de estarem infectados com tripanossomíase, permitindo o estabelecimento da infeção e o rastreio da parasitemia (OMS, 1998). A imunidade do ratinho de teste pode ser suprimida pela administração de corticosteróides ou por irradiação, a fim de aumentar as suas hipóteses de desenvolver parasitemia e isolar o parasita (Nwaoha, 2013). Os ratos SPF são sangrados três vezes por semana durante pelo menos dois meses até à deteção de parasitemia. Factores como infecções crónicas de baixa parasitemia, o facto de algumas estirpes de *T. congolense* não se replicarem nos ratos e as normas de bem-estar animal podem influenciar a utilização desta técnica (OIE, 2008).

2.5.9.9   Testes de amplificação de ADN

A técnica da reação em cadeia da polimerase (PCR) pode ser utilizada como ferramenta de diagnóstico em casos de tripanossomíase canina, uma vez que pode ser aplicada em qualquer amostra de paciente que contenha ADN de tripanossomas (OIE, 2008). A técnica envolve a amplificação de ADN específico de diferentes espécies de tripanossomas. As amostras a analisar devem ser protegidas da luz solar para evitar a degradação do ADN (Francois *et al.*, 2005).

Atualmente, a técnica tem sido aplicada em *T. brucei* para a deteção das suas três espécies e dos três tipos de *T. congolense* com sucesso. Outras espécies de tripanossomas que afectam os cães podem, sem dúvida, ser testadas com esta técnica. Este teste é importante para a deteção de possíveis novas estirpes de tripanossomas que possam afetar os cães (Nwaoha, 2013). Os conjuntos de primers disponíveis para diferentes subgéneros, espécies e tipos *de T. brucei brucei* são referidos a seguir: Subgénero Trypanozoon - TBR1 e TBR2; *T. congolense* (tipo savana) - TCN1 e TCN2; *T. congolense* (tipo floresta) - TCF1 e TCF2; *T. congolense* (tipo Costa do Quénia) TCK1 e TCK2. Devido à multiplicidade destes iniciadores específicos de táxon, a identificação completa das espécies de tripanossomas requer a realização de cinco testes PCR por amostra, pelo que não pode ser utilizada como técnica de diagnóstico de rotina em cães (OIE, 2008).

2.5.9.10   Ensaio de imunoabsorção enzimática para deteção de anticorpos (Ensaio serológico indireto)

A técnica ELISA para anticorpos foi desenvolvida para utilização no diagnóstico da tripanossomíase em animais (Lumsden, 1979) e tem sido utilizada em estudos em grande escala da tripanossomíase bovina (Desquesnes, 1997; Hopkins *et al.,* 1998). Poderia também ser utilizado na tripanossomíase canina. O antigénio padrão para os testes de anticorpos contra a tripanossomíase é derivado de formas purificadas de tripanossomas da corrente sanguínea e o procedimento pode ser obtido no manual terrestre do OIE (OIE, 2008).

No caso da tripanossomíase bovina, foi desenvolvido um teste ELISA, utilizando placas de microtítulo pré-revestidas com *T. congolense* ou *T. vivax*, para o diagnóstico da tripanossomíase bovina (OIE, 2008). Também podem ser produzidas placas de microtítulo pré-revestidas semelhantes para o diagnóstico da tripanossomíase canina, especialmente porque tem a vantagem de fornecer um antigénio desnaturado padronizado que pode ser conservado durante muito tempo à temperatura ambiente (Nwaoha, 2013). O soro de teste suspeito reage com antigénios tripanossomais presentes na placa de microtítulo ELISA, após o que o complexo antigénio/anticorpo resultante é então incubado com uma fração de IgG antiglobulina conjugada com enzima do cão suspeito. A reação é então visualizada pela adição de enzima e cromogénio, com a mudança de cor resultante a permitir uma interpretação fotométrica (Luckins,1973).

A absorvância de cada amostra ELISA testada é expressa como uma percentagem (percentagem de positividade: PP) do padrão de referência fortemente positivo ou dos resultados positivos e negativos do padrão de referência (OIE, 2008). O valor-limite é determinado utilizando amostras de campo ou experimentais positivas e negativas conhecidas. Ambos os testes de deteção de anticorpos têm uma sensibilidade e uma especificidade de género elevadas. A especificidade por espécie é geralmente baixa, mas pode ser melhorada através da utilização de um conjunto normalizado dos três testes específicos por espécie (Desquesnes, 2004) ou do fracionamento do extrato bruto de antigénio tripanossómico, que permitirá a discriminação entre espécies infectantes (Ijagbone *et al.*, 1989).

2.5.9.11 Ensaios laboratoriais essenciais para a confirmação da tripanossomíase

A maioria das técnicas imuno-histoquímicas tem uma sensibilidade elevada e uma especificidade reduzida, como o teste ELISA de antigénio ou anticorpo descrito acima, que detecta frequentemente a presença de IgM durante a infeção aguda e de IgG nos casos crónicos. A especificidade reduzida encontrada na utilização destas técnicas deve-se à reatividade cruzada entre espécies de tripanossomas e a infecções concomitantes, como a microfilária e a Leishmania (Nwaoha, 2013). A invenção da técnica ELISA modificada (Cellabs Elisa *T. cruzi* e Hemagen Chagas kit) utilizada no diagnóstico da infeção por *T. cruzi* em seres humanos proporciona uma sensibilidade e especificidade de 100 % (Annette *et al.*, 2006). Esta técnica ELISA modificada também pode dar resultados semelhantes no diagnóstico da tripanossomíase canina (Nwaoha, 2013). O teste de anticorpos fluorescentes indirectos (IFAT) tem sido amplamente utilizado no diagnóstico da tripanossomíase, tanto no homem como nos animais. O método original para este teste foi substituído por uma nova técnica para a preparação de antigénios tripanossomais. Esta técnica envolve a fixação de tripanossomas vivos utilizando uma mistura de 80 % de acetona fria e 0,25 % de formalina em solução salina normal. A utilização do IFAT no diagnóstico da tripanossomíase bovina provou ser específica e sensível na deteção de anticorpos tripanossómicos em bovinos infectados (Wilson, 1969; Luckins e Mehlitz, 1978) e camelos (Luckins *et al.*, 1979). Assim, pode apresentar uma sensibilidade e especificidade semelhantes no diagnóstico da tripanossomíase canina (Nwaoha, 2013). A técnica envolve a preparação de um esfregaço fino a partir de uma amostra de sangue suspeito, que se deixa secar e é posteriormente fixado em acetona durante alguns minutos. São marcados círculos com cerca de 5 mm de diâmetro em lâminas de vidro utilizando verniz para unhas. Em cada círculo, pipeta-se o soro da amostra diluído a 1:40, assegurando que a área de cada círculo fica completamente coberta. A preparação antigénio/soro de ensaio é incubada a 37 °C durante 30 minutos numa câmara húmida. Em seguida, as preparações são lavadas três vezes em PBS durante 5 minutos de cada vez a 4 °C, com agitação suave, e depois secas ao ar.

Adiciona-se um conjugado de IgG anti-bovina de coelho ou de cabra conjugado com isotiocianato de fluoresceína e, em seguida, a lâmina é lavada e incubada como acima referido. O manual terrestre do OIE (OIE, 2008) contém um procedimento pormenorizado e claro.

As lâminas são novamente lavadas em água destilada e secas ao ar. As lâminas secas são montadas em PBS ou glicerol tamponado e examinadas quanto à fluorescência. No entanto, esta técnica tem algumas limitações, como o seu custo elevado, que implica a utilização de um microscópio sofisticado, e a reatividade cruzada entre espécies de tripanossomas. Por conseguinte, a IFAT não pode ser utilizada para o diagnóstico de rotina da tripanossomíase canina (Nwaoha, 2013).

2.5.9.12   Análises bioquímicas

Embora haja muita inconsistência nas alterações bioquímicas observadas na tripanossomíase canina, existem ainda alguns parâmetros que são de certa forma consistentes na literatura. Barr *et al.* (1991) registaram enzimas hepáticas séricas elevadas, alanina transferase ALT e aspertato amino fosfotase (ASP) na fase aguda da doença de Chagas em cães. Eloy e Lincheis (2009) observaram hiperproteinemia, o que contradiz os achados de Barr *et al.* (1991) sobre a tripanossomose. A hiperproteinemia foi atribuída à elevada estimulação antigénica associada à tripanossomíase (Aquinos, 2002). A tripanossomíase canina africana causada por *T. brucei brucei, T. congolense* e *T. evansi* caracteriza-se principalmente por concentrações elevadas de enzimas hepáticas, azoto ureico no sangue (BUN), creatinina e bilirrubina (Aquinos, 2002; Nwoha *et al.*, 2013). Sob infeção de campo, a ASP tem sido a única enzima hepática encontrada acima do intervalo normal no soro e tem sido atribuída a danos hepáticos ou musculares (Franciscato *et al.*, 2007). No entanto, vários trabalhadores registaram reduções nas proteínas totais na tripanossomíase canina africana experimental e atribuíram-nas à perda de albumina na urina (Franciscato *et al.*, 2007; Nwoha *et al.*, 2013). As discrepâncias nas alterações bioquímicas na tripanossomíase canina são função das técnicas de diagnóstico, dos conhecimentos especializados e da dinâmica físico-bioquímica dos cães (Nwaoha, 2013).

2.5.10 IMUNOLOGIA DA TRIPANOSSOMÍASE

2.5.10.1 Imunidade humoral

Os tripanossomas causam doenças com sintomas variáveis consoante o hospedeiro infetado, a espécie de tripanossoma e o serodema. Geralmente, a tripanossomíase caracteriza-se por febre, anemia, caquexia, redução da produtividade, infertilidade e, se não for tratada, os animais morrem frequentemente de insuficiência cardíaca ou de infecções oportunistas. Os animais infectados tendem a apresentar uma parasitemia flutuante e persistente, que inclui uma série de ondas de tripanossomas que exprimem diferentes glicoproteínas de superfície variável (VSG) (Vickerman, 1978; Barbet e McGuire, 1982). Este padrão de parasitemia expõe o hospedeiro a uma série de antigénios de superfície antigenicamente distintos do parasita. Os genes VSG codificam uma família de proteínas que apresentam uma grande heterogeneidade nos terminais N, mas são bastante semelhantes nos terminais C (Rice-Ficht *et* al., 1981; Shak *et* al., 1988). O terminal C está ligado covalentemente ao di-miristil-fosfatidilinositol, que é responsável pela sua fixação à membrana (Ferguson *et al.*, 1985). A clivagem do fosfatidilinositol do VSG pela fosfolipase C endógena leva à exposição subsequente de um determinante de reação cruzada, um epítopo críptico, formado em parte pelo fosfato de inositol terminal (Shak *et* al., 1988). Foi demonstrado que o hospedeiro dá uma resposta imunitária humoral tanto à extremidade N como à extremidade C do VSG. Os anticorpos dirigidos à terminação N são específicos para um determinado VSG e, por conseguinte, responsáveis pela eliminação dos parasitas que apresentam na sua superfície o VSG em causa. Estes parasitas são eliminados através da opsonização por macrófagos (Urquhart e Holmes, 1987). Apesar da eficácia dos anticorpos específicos anti-VSG, a eliminação completa dos tripanossomas é dificultada pelo aparecimento rápido de outros com antigénios de superfície variáveis diferentes, para os quais o hospedeiro não tem uma resposta imunitária. A persistência dos parasitas na circulação conduz a uma estimulação contínua do sistema imunitário do hospedeiro, tal como evidenciado por um aumento acentuado do tamanho e da atividade dos centros germinais, com um aumento concomitante dos linfócitos em proliferação nos cordões medulares e no paracórtex dos gânglios linfáticos, nas regiões periarteriolares e nas áreas foliculares periféricas do baço (Masake e Morrison, 1981). Apesar da aparente sobre-estimulação dos órgãos de resposta imunitária, os níveis elevados de imunoglobulinas IgM e IgG que ocorrem na tripanossomíase africana são específicos do serodema/estirpe infetante, tendo em conta o facto de os tripanossomas infectantes poderem absorver 85-100% das imunoglobulinas geradas (Musoke *et al.*, 1981).

A resposta de anticorpos a antigénios invariantes não-VSG também ocorre durante a infeção por tripanossomas (Authie *et al.*, 1993a). Embora estas respostas não tenham uma correlação direta com o controlo da parasitemia, foi demonstrado que uma resposta IgG predominante a uma cisteína protease, a uma proteína de choque térmico (hsp 70/BIP) e a um epítopo VSG críptico poderia estar associada à tolerância à infeção por tripanossomas (Authie *et al.*, 1993b). Isto sugere um papel dos antigénios invariantes na modulação da infeção (Masake e Musoke, 1998).

2.5.10.2   Imunidade mediada por células

A tripanossomíase africana e, em menor grau, a infeção por *T. evansi* em búfalos de água, estão associadas a uma profunda supressão das respostas imunitárias do hospedeiro a antigénios heterólogos introduzidos após o estabelecimento da infeção (Rurangirwa *et* al., 1979; Rurangirwa *et* al., 1983). As células B parecem ser um dos alvos da imunossupressão, como evidenciado pela grande redução das respostas de IgG1 e IgG2 em bovinos após a vacinação contra *Brucella abortus* (Rurangirwa *et* al., 1983). No entanto, a imunossupressão observada na tripanossomose varia consoante a estirpe do parasita e a raça do animal. Nos ratos, a imunossupressão foi atribuída à ativação policlonal (Urquhart e Holmes, 1987). Esta ativação policlonal tem sido associada ao aparecimento de anticorpos contra antigénios estranhos, ao aumento da concentração de IgG no soro, a uma resposta maciça das células plasmáticas nos gânglios linfáticos e no baço e a uma redução relativa das respostas de anticorpos específicos às vacinas (Hudson *et al.*, 1976). Estudos sobre as causas subjacentes à imunossupressão demonstraram claramente o papel dos macrófagos, uma vez que a remoção de células que expressam Mac-1 (macrófagos, linhagem de células B CD5+ e granulócitos) de células de gânglios linfáticos cultivadas *in vitro* levou a uma restauração de 100% da reação proliferativa, enquanto a depleção da fração Thy-1+ (células T) não conseguiu restaurar a proliferação (Sileghem *et al.*, 1994).

A contribuição da linhagem de macrófagos para a imunossupressão tinha sido demonstrada anteriormente por Borowy *et al.* (1990) quando os autores anularam a imunossupressão em ratinhos através do tratamento com éster metílico de L-leucina. Além disso, a suplementação de culturas de células do baço obtidas de ratinhos infectados com células acessórias de ratinhos não infectados restaurou a atividade proliferativa (Grosskinsky e Askonas, 1981; Grosskinsky *et* al., 1983). A interação entre macrófagos activados por tripanossomas e células T leva a uma regulação positiva da secreção de interferão-gama (IFN-γ) pelas células T CD8+ com a subsequente supressão da expressão de interleucina-2R (IL-2R) tanto nas células T CD8+ como nas CD4+. Este efeito pode ser revertido por uma proteína de 40-45 kDa derivada de *T. brucei brucei* (Olsson *et al.*, 1991; Olsson *et al.*, 1992). Para além das respostas imunitárias moduladoras no hospedeiro bovino, os macrófagos activados também desempenham um papel fundamental na remoção de eritrócitos revestidos com imunoglobulinas e mesmo daqueles que apresentam distorção das membranas superficiais. A eritrofagocitose pelos macrófagos activados pode ser um fator importante na indução de anemia extravascular (Murray e Dexter, 1988). Além disso, os macrófagos produzem o fator de necrose tumoral alfa (TNF-α), cuja secreção foi observada na infeção por *T. vivax*, na qual se evidenciaram eritrofagocitose e anemia graves (Sileghem *et al.*, 1993).

Embora se tenha demonstrado que as respostas imunitárias celulares desempenham um papel na imunidade à tripanossomíase murina, não há provas claras de que desempenhem funções semelhantes na tripanossomíase bovina. Foi demonstrado que os bovinos infectados com tripanossomas apresentam um aumento da percentagem de células T CD8+ e γ^{TM}, enquanto se regista uma diminuição das células T CD2+ e CD4+ (Lutje *et al.*, 1995). Embora as células T CD8+ aumentem durante a infeção por tripanossomas, dados recentes gerados após a depleção deste subconjunto de células não indicaram qualquer efeito modulador sobre o nível de parasitemia ou anemia.

As células T produzem uma variedade de citocinas que, quando ligadas a receptores específicos da superfície celular, modulam o crescimento, a diferenciação ou a função das células portadoras de receptores. A interleucina -2 (IL- 2) e o interferão-gama (IFN-γ) são segregados pelas células proliferativas dos gânglios linfáticos durante a infeção (Sileghem e Flynn, 1992; Sileghem *et al.*, 1994; Lutje *et al.*, 1995). Sabe-se que o interferongama (IFN-γ) estimula a atividade dos macrófagos e promove a expressão superficial do complexo principal de histocompatibilidade (MHC) de classe I e II em vários tipos de células. No entanto, o papel do IFN-γ na imunidade à tripanossomíase bovina permanece pouco claro (Masake e Musoke, 1998).

A partir destas observações, é evidente que existe uma necessidade urgente de identificar as moléculas responsáveis pela indução de respostas imunitárias protectoras. A identificação destas moléculas facilitaria grandemente o desenvolvimento de uma vacina eficaz contra a tripanossomíase (Masake e Musoke, 1998).

2.5.12   CONTROLO E ERRADICAÇÃO

A erradicação das moscas e a profilaxia medicamentosa são os únicos métodos eficazes de controlo da tripanossomíase atualmente disponíveis (Baral, 2009). Foram utilizadas várias abordagens para o controlo das moscas, com diferentes graus de sucesso. A limpeza discriminatória do mato, amplamente utilizada nas primeiras campanhas de erradicação da mosca tsé-tsé, tem sido localmente útil porque elimina os locais de reprodução da tsé-tsé. Mas, para ser completamente eficaz, a limpeza de arbustos requer a destruição ecologicamente inaceitável de vastas áreas de arbustos e florestas. Continua a ser um procedimento útil quando utilizado localmente em conjunto com outros métodos de controlo. A eliminação da caça e, por conseguinte, da principal fonte de refeições de sangue para a mosca tsé-tsé, foi utilizada nas primeiras campanhas de erradicação. Tratava-se de um procedimento ineficaz e que provocava desperdício. A aplicação da técnica do macho estéril (tal como utilizada na erradicação da lagarta da rosca nos Estados Unidos) recebeu uma atenção considerável na década de 1980. Os problemas iniciais com a criação de moscas macho foram ultrapassados e foram feitos ensaios de campo na África Oriental e Ocidental para determinar a eficácia desta abordagem no controlo de vectores. Em ensaios limitados, este procedimento reduziu as populações de moscas (Baral, 2009).

A pulverização terrestre e aérea com insecticidas e a utilização de piretróides sintéticos no gado reduziram as densidades de moscas em algumas zonas, mas a sua utilização generalizada exigiria um esforço considerável

cooperação e despesas internacionais. A aplicação generalizada de insecticidas tem a

A mosca tsé-tsé tem a tremenda desvantagem de erradicar também muitos outros artrópodes, vários dos quais são desejáveis. A recente introdução de alvos com odor impregnados com insecticidas está a revelar-se promissora como meio de reduzir a mosca tsé-tsé (Baral, 2009).

2.5.13 TENTATIVA DE VACINAÇÃO NA TRIPANOSSOMÍASE ANIMAL

Alguns trabalhadores têm feito tentativas para produzir uma vacina protetora contra a tripanossomíase, tanto nos seres humanos como nos animais. Uma que parece dar esperança nesta direção é a administração de anticorpos anti-idiotípicos (anti-id) a animais infectados. Os anti-id induzem linfócitos e anticorpos de especificidade complementar em determinadas condições experimentais (Benca *et al.,* 1980, Miller *et al.,* 1981). A injeção de quantidades mínimas de anticorpos anti-id induz células T auxiliares específicas do antigénio e aumenta a expressão do id correspondente na resposta subsequente de anticorpos (Kelsoe *et al.,*1980).

A administração do anti-id produz moléculas id positivas de ligação ao antigénio na ausência de exposição ao antigénio e, por conseguinte, pode ser utilizada para regular o sistema imunitário através da sua expansão de clones de células B com o id adequado sem estimulação antigénica específica. Os ratos imunizados contra a tripanossomíase com anticorpos anti-id deram uma imunidade parcial a completa à infeção e isto pode ser experimentado em cães (Nwaoha, 2013). Recentemente, os cães foram vacinados com um *T. rangeli* fixo contra a tripanosmose canina (Basso *et al.,* 2007). As infecções experimentais do cão vacinado produziram doença com baixa parasitemia, aparentemente devido à imunidade induzida pela vacina. Além disso, a alimentação dos cães vacinados com a fase de ninfa de triatomíneos reduziu a taxa de infeção nos insectos. Uma vez que os cães são os reservatórios da doença de Chagas no homem, os avanços nesta área poderiam reduzir a taxa de infeção dos barbeiros, o que, por sua vez, ajudaria no controlo da doença no homem (Basso *et al.,* 2007).

2.5.14   TRIPANOTOLERÂNCIA

A tripanotolerância é uma caraterística relativa e não absoluta, que é severamente afetada por desafios pesados, desnutrição, stress, raça, idade, estação do ano e doenças concomitantes (Feldmann e Hendrichs, 2001; Kalu, 1995). As raças tripanotolerantes são pouco utilizadas e aceites na prática pecuária devido ao seu tamanho, produtividade e poder de tração, em comparação com as grandes raças zebuínas (Chater, 2002; Shaw e Hoste, 1987). Apenas 200.000 dos 10 a 14 milhões de bovinos da Nigéria são tripanotolerantes (Adeniji, 1993). As raças de animais tripanotolerantes na Nigéria incluem: gado N'dama e Muturu, ovelhas e cabras anãs da África Ocidental (WAD) (Enwezor e Lawal, 2003). Recentemente, Abenga *et al.* (2005) descreveram tolerância em cães locais infectados com *T. congolense* (Abenga e Lawal, 2005). O gado tripanotolerante serve de reservatório de tripanossomas (Kalu, 1996). A ausência de marcadores práticos fiáveis de resistência ou suscetibilidade é um constrangimento na seleção para reprodução. A tripanotolerância não é apenas uma caraterística da raça, mas um traço hereditário que não é valorizado por todas as associações, mas que se perde muito rapidamente com combinações de cruzamentos que são economicamente inferiores às raças melhoradas (Samdi *et al.*, 2010). A importação de animais tripanotolerantes de outros países é ainda mais dificultada pelo custo, suscetibilidade à estirpe local de tripanossomas e dificuldade de autorização de importação. A ausência de centros para subsidiar, fornecer e adaptar animais tripanotolerantes por um pastor como meio de controlo dificultou ainda mais a utilização deste método como estratégia de controlo contra a tripanossomíase na Nigéria (Samdi *et al.*, 2010).

2.5.15 TRATAMENTO

O tratamento da tripanossomíase canina africana é atualmente objeto de um grande desafio, especialmente no que se refere à disponibilidade de tripanocidas eficazes no mercado. Já foram efectuados

O desenvolvimento de vários compostos com eficácia contra a tripanossomíase canina, no entanto, nenhum destes produtos foi produzido em grande escala comercial ou está sequer disponível no mercado. A aparente indisponibilidade de novos tripanocidas no mercado continua a ser um grande desafio para o tratamento da doença. O aceturato de diminazeno demonstrou eficácia quando utilizado no tratamento da tripanossomíase canina na dose de 3,5 mg/kg na infeção por *T. congolense*; 7 mg/kg nas infecções por *T. brucei brucei* e *T. evansi* (Aquinos, 2007). Normalmente, a parasitemia desaparece após 48 horas de tratamento. A utilização constante de aceturato de diminazeno ao longo do tempo levou ao desenvolvimento de estirpes resistentes de tripanossomas caninos. Existem muitas estirpes de tripanossomas caninos, especialmente *T. brucei brucei, T. congolense* e *T. evansi*, que são refractárias ao diminazeno, o que resulta em tratamentos repetidos de cães infectados e recaídas constantes (Doyle, 2009; Nwoha *et al.*, 2013). O tratamento da tripanossomíase americana é igualmente difícil, uma vez que os cães infectados desenvolvem frequentemente uma remodelação do coração que conduz gradualmente à insuficiência cardíaca.

Por conseguinte, o tratamento não proporciona uma recuperação completa, mas apenas sustenta a vida do cão durante um período razoável (Amoro, 2004; Desquenes *et al.,* 2001). A utilização de bloqueadores beta adrenérgicos, como o carvedolol, o propanolol e o atenolol, pode ser benéfica para reduzir o volume sanguíneo e o débito cardíaco. Isto ajuda a reduzir o stress num coração doente, doses baixas de inibidores da enzima de conversão da angiotensina (IECA) e, em particular, enalapril, veno- ou iono-dilatadores como prazosina ou pimobendan, transporte de cálcio e utilização de modificadores isoladamente ou em várias combinações podem ser úteis para atenuar a progressão da doença cardíaca para insuficiência cardíaca em cães infectados (Sisson, 1994; Wolley *et al,* 2007) e, por conseguinte, poderiam ter algum benefício clínico em casos de doença de Chagas em cães (Nwaoha, 2013).

2.5.16 RESISTÊNCIA AOS MEDICAMENTOS NA TRIPANOSSOMÍASE ANIMAL

A resistência aos fármacos, também designada por resistência aos fármacos, pode ser definida como a perda de sensibilidade de uma estirpe de um organismo a um composto ao qual era anteriormente suscetível. Implica o fracasso do tratamento e da prevenção e, se não existirem outros medicamentos activos, o animal tem de contar apenas com as suas defesas imunitárias para combater a doença (Uilenberg, 1998).

Até há pouco tempo, o aceturato de diminazeno e o cloreto de isometamídio eram considerados os melhores tripanocidas terapêuticos e profilácticos, respetivamente. O primeiro tinha a reputação de ser o único medicamento ao qual os tripanossomas não desenvolvem facilmente resistência, devido à sua rápida eliminação do sistema quando comparado com os medicamentos profilácticos mais persistentes, como o isometamídio (Rushigajiki *et al.,* 1986). Infelizmente, este ponto de vista já não é aceite, uma vez que a resistência aos tripanocidas foi demonstrada de forma conclusiva em condições laboratoriais através da inoculação de stocks de tripanossomas em bovinos e do tratamento com regimes de dosagem de fármacos corretos, ou através da administração de dosagens profilácticas de fármacos e, em seguida, do desafio com tsé-tsé, infetado com populações de tripanossomas bem caracterizadas a intervalos regulares. Foi registada resistência em alguns isolados de campo de tripanossomas que requerem até 45 mg/kg de aceturato de diminazeno como dose mínima necessária para atingir a cura (Chitambo e Arakawa, 1992; Peregrine e Mamman, 1993). Do mesmo modo, os insucessos do tratamento com isometamídio e a redução dos intervalos profilácticos foram atribuídos a infecções com espécies de tripanossomas resistentes aos medicamentos (Sutherland *et al.*, 1991; Peregrine *et al.*, 1991). O desenvolvimento generalizado de resistência dos tripanossomas ao homidium, outro tripanocida que foi amplamente utilizado como medicamento profilático, foi notificado na África Oriental e Ocidental (Clause *et al.*, 1992; Codja *et al.*, 1993; Mulugeta *et al.*, 1997).

Os medicamentos utilizados para as doenças dos animais estão geralmente sujeitos a normas de controlo de qualidade menos rigorosas do que os utilizados para as doenças humanas. Estão disponíveis múltiplas variantes genéricas dos medicamentos, incluindo o isometamídio e o diminazeno, e a variabilidade da qualidade destes produtos é notória. A libertação de preparações que contêm baixas quantidades de fármaco ativo provoca condições ideais para a seleção de resistência aos fármacos e conduz diretamente ao fracasso terapêutico (Barrett *et al.*, 2004). Este problema de resistência aos medicamentos nos tripanossomas parece estar a espalhar-se geograficamente por muitas regiões onde ocorre a tripanossomose. Até agora, foi notificada a resistência a um ou mais dos três medicamentos tripanocidas utilizados no gado em pelo menos treze países da África subsariana (Geerts e Holmes, 1998). Mais preocupante, no entanto, são as incidências relatadas de populações de campo que desenvolveram múltiplas resistências a estes medicamentos tripanocidas (Leach e Roberts, 1981; Moloo e Kutuza, 1990; Ainanashe *et al.*, 1992; Clause *et al.*, 1992; Codjia *et al.*, 1993; Mulugeta *et al.*, 1997; Afewerk *et al.*, 2000). Por exemplo, Codjia *et al.* (1993) isolaram 11 estirpes em 1989 e 10 estirpes em 1993 de bovinos no vale de Ghibe, no sudoeste da Etiópia, que se revelaram resistentes ao diminazene, ao isometamidium e ao homidium. Afewerk *et al.* (2000) também demonstraram que clones de *T. congolense*, derivados de isolados primários colhidos de bovinos recidivantes no campo após tratamento com 1 mg/kg de peso corporal de isometamídio, eram resistentes tanto ao diminazeno como ao isometamídio quando testados em ratos. Este facto indicou o aparecimento de uma população de *T. congolense* resistente a múltiplos medicamentos no noroeste da Etiópia. Recentemente, foi demonstrada a presença de resistência ao isometamídio em tripanossomas de bovinos na Etiópia Ocidental e um estudo recente na província oriental da Zâmbia indicou a presença de tripanossomas resistentes tanto ao isometamídio como ao diminazeno (Sinyangwe *et al.*, 2004).

Há uma série de provas do aumento da prevalência e da incidência da resistência aos medicamentos nos tripanossomas na África Subsariana. A primeira população de tripanossomas resistentes identificada no Burkina Faso foi uma população de *T. congolense* derivada de um isolado primário de bovinos em Samorogouan, que mostrou resistência ao isometamídio (Pinder e Authie, 1984). Posteriormente, Clause *et al.* (1992) identificaram isolados de *T. congolense* da mesma zona que eram resistentes ao isometamidium, ao diminazene e ao homidium, de tal modo que a tripanossomíase em bovinos em Samorogouan não era frequentemente curada por alguns medicamentos tripanocidas administrados na dose máxima. Num ensaio quimioterapêutico correspondente realizado por estes autores em touros Zebu e cabras do Sahel previamente não expostos e infectados com um isolado primário de *T. congolense* de Samorogouan, o parasita demonstrou um elevado nível de resistência aos três medicamentos, para além do sulfato de quinapiramina a 5mg/kg de peso corporal em cabras. McDermott *et al.* (2003) registaram recentemente uma resistência generalizada dos tripanossomas ao isometamídio e ao diminazeno na região de Samorogouan (província de Kenedougou) do Burkina Faso.

Antes de a quinapiramina ter deixado de ser fabricada (Holmes e Scott, 1982), era largamente utilizada no gado como medicamento terapêutico e profilático (Fiennes, 1953; Ndoutmia *et al.*, 1993). Foi retirado não só porque a resistência a este medicamento nos tripanossomas parece desenvolver-se fácil e rapidamente (Wilson, 1949; Fiennes, 1953; Unsworth, 1954; Newton, 1964; Leach e Roberts, 1981), mas também porque a resistência está sempre associada a níveis elevados de resistência múltipla ao diminzene, ao homidium e ao isometamidium (Mwambu e Mayende, 1971; Whiteside 1960). Isto foi confirmado experimentalmente por tratamentos repetidos de ratos infectados com doses subcurativas de sulfato de quinapiramina (Ndoutmia *et al.*, 1993). Do mesmo modo, a resistência ao isometamídio foi induzida e aumentada 94 vezes em *T. congolense* através de tratamentos subcurativos repetidos de ratinhos infectados com isometamídio, o que foi associado a diferentes níveis de resistência cruzada ao diminazeno, ao homídio e à quinapiramina (Peregrine *et al.*, 1997). No entanto, sabe-se que a resistência cruzada entre o diminazene e o isometamidium raramente ocorre em tripanossomas no terreno, pelo que são utilizados como uma combinação "sanativa" para reduzir o desenvolvimento de resistência a qualquer um dos medicamentos (Whiteside, 1960; Moloo *et al.*, 1987). No entanto, foram demonstradas no campo e experimentalmente estirpes com resistência cruzada ao diminazene e ao isometamidium (Chitambo e Arakawa, 1991, 1992), embora seja possível que a resistência cruzada nestes estudos tenha ocorrido porque o stock pode ter consistido em duas populações fenotipicamente distintas, uma vez que foi demonstrada a heterogeneidade da resistência ao diminazene e ao isometamidium (Peregrine *et al.*, 1991). A origem das resistências múltiplas dos tripanossomas a estes tripanocidas no terreno não é clara, mas foi sugerido que poderia estar associada a uma resistência cruzada entre os diferentes compostos em resultado das suas estruturas moleculares estreitamente relacionadas (Whiteside, 1960; Williamson, 1970).

Assim, a resistência dos tripanossomas aos medicamentos constitui um grave problema para a produtividade do gado nos países onde foi registada, a menos que seja verificada e controlada. O desenvolvimento e a propagação da resistência aos medicamentos até ao ponto em que estes se tornem ineficazes em vastas áreas de África é provavelmente o maior risco para a utilização futura dos três tripanocidas existentes. É também possível que o mercado diminua e que os fabricantes deixem de ser rentáveis devido ao risco de resistência aos medicamentos. Além disso, a disseminação de produtos genéricos, alguns dos quais de qualidade duvidosa, pode minar a confiança dos agricultores nos tripanocidas (Holmes *et al.*, 2004).

CAPÍTULO 3

MATERIAIS E MÉTODOS

3.1   ANIMAL EXPERIMENTAL

Vinte cães de raça mestiça, com 4-6 meses de idade, foram adquiridos em mercados locais de Nsukka. Foram mantidos em gaiolas num biotério experimental à prova de moscas do Departamento de Cirurgia, Faculdade de Medicina Veterinária, Universidade da Nigéria, Nsukka. Foram mantidos em quarentena durante três semanas antes do início do estudo, período durante o qual foram aplicados os tratamentos de rotina. O tratamento incluiu a desparasitação e a desparasitação com 0,2 mg/kg de peso corporal de Ivermectina (Kepromec® , Kepro B. V. Deventer, Holanda) administrada por via subcutânea e a despistagem de parasitas no sangue. Os animais foram banhados semanalmente com Amiraz® 20 (Arab pesticides and Veterinary drugs Mfg. Co., Jordânia, distribuído por Multivet, Cantonment, Accra, Gana) à taxa de diluição de 1ml/2lits de água. Os animais foram alimentados com comida humana, como arroz, garri, inhame, feijão, milho, okpa, peixe, carne, etc. A água foi fornecida ad libitum. A água foi fornecida *ad libitum.* Os cães foram submetidos a um rastreio para deteção de anticorpos contra o parvovírus canino.

3.2   PARASITAS EXPERIMENTAIS

Os parasitas foram obtidos no Nigeria Institute for Trypanosomosis and Onchosachiasis Research (NITOR) Vom, Estado de Plateau, Nigéria. *O Trypanosome congolense* foi obtido no matadouro de Zaria, Estado de Kaduna, na espécie bovina, enquanto *o Trypanosome brucei* era uma estirpe de campo obtida em Fedre, Jos East do Estado de Plateau, na espécie bovina. Os parasitas foram inoculados nos ratos dadores por via intraperitoneal e mantidos noutros ratos através de passagens repetidas. A parasitemia foi monitorizada através da preparação de uma película fina de sangue obtida por mordedura da cauda dos ratos e visualizada ao microscópio ótico com uma ampliação de 40x, de acordo com o método de Adeyemi *et al.*, (2009).

3.3   VACINA/ANTIGÉNIO

Foram adquiridas e administradas aos cães experimentais algumas vacinas multivalentes Vanguard® Plus 5/L (Pfizer Animal Health Exton, PA 19341, EUA) contendo vírus vivo modificado da esgana canina, parvovírus canino, bacterina de *Leptospira canicola* e *L. icterhaemorragica*, adenovírus canino tipo 2 e antigénio da parainfluenza. As vacinas foram conservadas a -4° C antes da administração.

3.4   DROGAS

3.5   Foram utilizados para o estudo 6 gramas de aceturato de diminazeno (Trypazen® Veterinary Pharmaceutical Company, Pantex Holland). O fármaco foi dissolvido em 12,5 ml de água destilada estéril e administrado por via intramuscular a uma dose de 7 mg/kg de peso corporal. A dose administrada foi efectuada de acordo com as instruções do fabricante.

3.6   CONCEPÇÃO EXPERIMENTAL

Os 20 cães foram distribuídos aleatoriamente em cinco (5) grupos de quatro cães cada, como se mostra a seguir:

Tabela 1.

GROUP A	GROUP B	GROUP C	GROUP D	GROUP E
NOT INFECTED & VACCINATED	NOT INFECTED & NOT VACCINATED	INFECTED WITH *T. CONGOLENSE.* VACCINATED & TREATED	INFECTED WITH *T. BRUCEI.* VACCINATED & TREATED	INFECTED WITH *T. BRUCEI* & *T. CONGOLENSE.* VACCINATED & TREATED

3.6   INFECÇÃO DE CÃES EXPERIMENTAIS

Os ratos dadores foram sangrados através do corte das suas caudas e o sangue infetado foi diluído com solução salina tamponada com fosfatase (PBS). O nível de parasitémia foi determinado pelo método de emparelhamento rápido de Herbert e Lumsden (1976). Os cães dos grupos C e D foram inoculados intraperitonealmente com 1,0 ml de sangue diluído em PBS contendo 1 x 10^6 *Trypanosoma congolense* e *Trypanosoma brucei,* respetivamente, enquanto os cães do grupo E foram inoculados intraperitonealmente com 0,5 ml de sangue diluído em PBS contendo 0,5 x 10^6 *Trypanosoma congolense* e 0,5 ml de sangue diluído em PBS contendo 0,5 x 10^6 *Trypanosoma brucei* no dia 0.

3.7   VACINAÇÃO DE ANIMAIS

Os cães dos grupos A, C, D e E foram vacinados com 1 ml de uma vacina polivalente reconstituída administrada por via subcutânea no 7º dia e repetida no 28º dia. Os títulos de anticorpos contra o parvovírus foram medidos antes da vacinação (semana 0) e, posteriormente, a intervalos de duas semanas, durante 10 semanas.

3.8   TRATAMENTO DE CÃES EXPERIMENTAIS

Os cães dos grupos C, D e E foram tratados com aceturato de dimimazeno a 7mg/kg de peso corporal, por via intramuscular, à medida que a parasitemia era detectada após a infeção. Os cães dos grupos D e E foram tratados nos dias 8 e 10 PI, respetivamente, enquanto os cães do grupo C foram tratados no dia 22 PI (dois dias após a parasitemia se ter tornado evidente). Os cães do grupo A também foram tratados no dia 8. Este tratamento foi repetido duas semanas após o tratamento inicial. O tratamento foi repetido após duas semanas.

3.9 COLHEITA DE AMOSTRAS DE SANGUE

Foram colhidas amostras de sangue (4 ml) de todos os animais experimentais antes do início do estudo (semana 0) através da veia cefálica por punção venosa para hematologia e serologia semanal e bissemanal, respetivamente. O local da colheita de sangue foi preparado de forma asséptica (cuidadosamente esfregado com algodão e álcool metilado). As amostras de sangue para hematologia (1 ml) foram colhidas em tubos de vacutainer utilizando ácido etileno-diamina tetra-acético (EDTA) como anticoagulante, ao passo que as amostras de sangue para serologia (3 ml) foram deixadas a coagular em tubos de vacutainer esterilizados sem EDTA e centrifugadas a 3000 rpm durante 15 minutos para obter soros. As amostras de soro colhidas foram armazenadas a -20°C e analisadas no prazo de 24 horas.

3.10 CAPACIDADE DE SOBREVIVÊNCIA E SINAIS CLÍNICOS

Os cães foram observados durante toda a experiência e foram registados os sinais clínicos de doença e as mortes.

3.11 PARÂMETROS

Os parâmetros medidos foram a parasitemia, a temperatura rectal, a frequência cardíaca e de pulso e o peso corporal. Foram também efectuadas análises hematológicas (PCV, Hb, contagem de hemácias e contagem total e diferencial de leucócitos) e serológicas (títulos de anticorpos contra o CPV).

Parasitémia: O parasita foi detectado através do método da película de sangue húmido (Woo, 1970) e do método de microscopia de contraste de fase escura da camada leucocitária (Murray *et al.*, 1983), enquanto as contagens foram estimadas utilizando a técnica de correspondência rápida de Herbert e Lumsden (1976). No método da película de sangue húmido, uma gota de sangue foi cuidadosamente colocada numa lâmina microscópica e coberta com uma lamela. Esta foi imediatamente observada ao microscópio com lentes objectivas de x10 e x40. Os tripanossomas foram identificados pelos seus movimentos e deslocação das células sanguíneas.

A técnica do buffy coat foi realizada através do enchimento de um tubo capilar microhematócrito com amostras de sangue dos cães por ação capilar. Os tubos capilares foram depois centrifugados. Os tubos foram cortados e as interfaces buffy coat/plasma foram expressas numa lâmina microscópica e visualizadas utilizando um microscópio de contraste de fase escura.

Temperatura rectal: A temperatura rectal foi medida utilizando um termómetro clínico digital, tal como descrito por Coles (1986). O bolbo do termómetro clínico foi cuidadosamente introduzido no ânus de cada cão. O termómetro foi colocado num ângulo de modo a ficar em contacto com a parede do reto para evitar a medição da temperatura fecal. O termómetro foi mantido no local durante cerca de 2 minutos (até se ouvir um sinal sonoro do termómetro clínico digital). Os valores foram lidos e registados em graus Celsius ($^\circ$ C).

Frequência cardíaca e de pulso: As frequências cardíaca e de pulso também foram monitorizadas e registadas com um estetoscópio, tendo-se tido o cuidado de minimizar a excitação dos animais. Estes parâmetros fisiológicos foram registados durante a manhã, entre as 7 e as 10 horas.

Pesos corporais: Estes foram determinados utilizando uma balança e os seus pesos foram registados em quilogramas (kg).

Volume celular compactado: Este foi determinado utilizando o método do microhematócrito, tal como descrito por Coles (1986). Um tubo microcapilar foi quase cheio com a amostra de sangue e selado numa extremidade com plastasina. Foi centrifugado a 10.000 rotações por minuto (rpm) durante 5 minutos utilizando uma centrífuga de micro-hematócrito. Após a centrifugação, o PCV foi lido utilizando um leitor de microhematócrito e registado em percentagem.

Concentração de hemoglobina: Para determinar a concentração de hemoglobina, foi utilizado o método da cianometahemoglobina descrito por Schalm, *et al.* (1975). Foram adicionados cinco mililitros do reagente de hemoglobina de Drabkin a um tubo de ensaio limpo. Em seguida, adicionou-se 0,02 ml da amostra de sangue ao reagente e misturou-se corretamente. A mistura foi deixada a reagir durante 20 minutos e a absorvância foi lida num espetrofotómetro a 540 nm de comprimento de onda contra um branco de reagente. Os padrões foram também preparados como acima referido e lidos também a 540 nm. A concentração de hemoglobina da amostra de sangue foi obtida multiplicando a absorvância da amostra por um fator de calibração derivado da absorvância e da concentração do padrão.

Contagem de eritrócitos: Esta contagem foi efectuada utilizando o método do hemocitómetro de câmara de Neubauer melhorado, tal como descrito por Schalm, *et al.* (1975). Aqui, 0,02 ml de sangue foi pipetado da amostra de sangue e adicionado a 4 ml do líquido diluidor de glóbulos vermelhos num tubo de ensaio limpo para fazer uma diluição de 1:200 da amostra de sangue. A amostra de sangue diluído foi colocada numa câmara de contagem de Neubauer e todos os glóbulos vermelhos nos cinco grupos de 16 pequenos quadrados na área central da câmara de Neubauer foram contados utilizando um microscópio de luz com uma objetiva de 40x. O número de células contadas para cada amostra foi multiplicado por 10.000 para obter a contagem de glóbulos vermelhos por microlitro de sangue.

Contagem total de leucócitos: O método melhorado do hemocitómetro de câmara de Neubauer, descrito por Schalm, *et al.* (1975), foi também utilizado para determinar a contagem total de leucócitos. Neste método, pipetou-se 0,02 ml de sangue para um pequeno tubo de ensaio contendo 0,38 ml de fluido de diluição de glóbulos brancos, de modo a efetuar uma diluição de 1:20 da amostra de sangue. A amostra diluída foi colocada na câmara de contagem de Neubauer e todas as células nos quatro quadrados de canto foram contadas utilizando um microscópio de luz com uma objetiva de 10x. O número de células contadas para cada amostra de sangue foi multiplicado por 50 para obter a contagem total de glóbulos brancos por microlitro de sangue.

Contagem diferencial de leucócitos: Foi utilizada a técnica de esfregaço de sangue corado de

Leishman, tal como descrita por Schalm, *et al.* (1975), para determinar a contagem diferencial de leucócitos. A amostra de sangue foi agitada suavemente e uma gota de sangue foi colocada numa lâmina limpa sem gordura. A gota de sangue foi cuidadosamente espalhada na lâmina utilizando uma lamela para fazer um esfregaço fino. O esfregaço foi seco ao ar e, em seguida, corado pela técnica de Leishman, utilizando a coloração de Leishman. As lâminas coradas foram posteriormente examinadas com uma objetiva de imersão, utilizando um microscópio de luz. Foram contadas cem células através do método de contagem longitudinal e cada tipo de célula foi identificado e classificado utilizando o contador diferencial de células. Os resultados para cada tipo de glóbulo branco foram expressos em percentagem da contagem total e convertidos para o valor absoluto por microlitro de sangue.

Serologia: O kit de teste utilizado foi o ImmunoComb Canine VacciCheck I IgG Antibody Test Kit, Biolal-Galed Labs. O teste baseia-se na tecnologia "dot"-ELISA de fase sólida, e os antigénios são aplicados em pontos de teste num cartão de plástico em forma de pente (Biogal, 2014).

As amostras de soro a testar foram misturadas com diluentes na primeira fila de poços de uma placa de revelação multicâmara. Os pontos de teste no pente foram então incubados com a amostra na placa de revelação. Os anticorpos IgG específicos das amostras, se presentes, ligam-se aos antigénios nos pontos de teste.

Após incubação de 5 minutos, os anticorpos não ligados são lavados das manchas de antigénio no pente no segundo poço da placa de revelação durante 2 minutos. No terceiro poço, as manchas são deixadas reagir com um conjugado de fosfato alcalino de IgG anti-cão durante mais 5 minutos, que se ligará aos complexos antigénio-anticorpo nas manchas de teste. Após mais duas lavagens no quarto e quinto poços durante 2 minutos cada, as manchas de teste foram deixadas a desenvolver cor através de uma reação enzimática no último poço (sexto poço), onde foi deixada durante 5 minutos. O pente foi então devolvido ao quinto poço para fixação da cor durante 2 minutos. A intensidade da cor corresponde diretamente ao nível de anticorpos na amostra de teste.

O título de anticorpos contra o CPV foi classificado numa escala de 0 a 6. A pontuação de 0 significava que o cão não tinha anticorpos detectáveis contra a doença, e as pontuações de 1-2 significavam um nível baixo de anticorpos não considerados protectores. As pontuações de 3-4, no entanto, eram consistentes com um nível protetor de anticorpos e uma pontuação de 5-6 reflectia um nível elevado de imunidade humoral (Naveh *et al.*, 1995; Waner *et al.*, 1996; Waner *et al.*, 1998; Truyen, 2001; Biogal, 2007; Eghafona *et al.*, 2007).

3.12   ANÁLISE DE DADOS

Os dados gerados neste estudo foram analisados estatisticamente através de uma análise de variância (ANOVA) e do teste de intervalos múltiplos de Duncan (Duncan, 1966), utilizando o pacote de software SPSS versão 12.00. O nível de significância considerado foi de *P<0,05*. Os resultados foram também apresentados sob a forma de tabelas e gráficos.

CAPÍTULO 4

RESULTADOS

4.1   RESULTADOS CLÍNICOS

Os achados clínicos observados nos grupos infectados foram pirexia, anorexia, letargia, corrimento ocular branco e membrana mucosa pálida, que ocorreram nos dias 7, 10 e 23 após a infeção (PI) nos grupos D, E e C. Após o tratamento, estes sinais desapareceram gradualmente.

4.2   PARASITAEMIA

A Tabela 1:   mostra os resultados da estimativa da parasitémia. Todos os cães do grupo D (infectados com *Trypanosoma brucei*, vacinados e tratados) tornaram-se parasitémicos com *Trypanosoma brucei* no dia 6 da fase inicial, ao passo que os cães do grupo E mostraram evidência de *Trypanosoma brucei* e *Trypanosoma congolense* no dia 8 da fase inicial. *O Trypanosoma brucei* predominou na infeção mista, constituindo cerca de 75% dos tripanossomas presentes. Os cães do Grupo C tornaram-se parasitémicos no 20º dia PI. Os parasitas desapareceram em todos os grupos infectados e tratados nas 48 horas seguintes ao tratamento e os animais permaneceram aparasitémicos durante toda a experiência. Não se registou qualquer recidiva da infeção em nenhum dos grupos.

Tabela 2: Parasitémia de cães vacinados contra o parvovírus canino com vacinas simples e mistasinfecções de *T. congolense* e *T. brucei.*

DAYS	GROUP A	GROUP B	GROUP C	GROUP D	GROUP E
0	0/4	0/4	0/4	0/4	0/4
6	0/4	0/4	0/4	4/4	0/4
7*	0/4	0/4	0/4	4/4	0/4
8	0/4	0/4	0/4	4/4	4/4
14	0/4	0/4	0/4	0/4	0/4
20	0/4	0/4	4/4	0/4	0/4
21	0/4	0/4	4/4	0/4	0/4
28**	0/4	0/4	0/4	0/4	0/4
35	0/4	0/4	0/4	0/4	0/4
42	0/4	0/4	0/4	0/4	0/4
49	0/4	0/4	0/4	0/4	0/4
56	0/4	0/4	0/4	0/4	0/4
63	0/3	0/3	0/4	0/4	0/4
70	0/3	0/3	0/4	0/4	0/4

Número de cães positivos/Número de sobreviventes

*Vacinação primária ** Vacinação secundária

O aceturato de dimimazeno foi administrado nos dias 8, 10 e 22 PI nos grupos D, E e C, respetivamente.

GRUPO A VACINADOS E NÃO INFECTADOS

GRUPO B NÃO VACINADOS E NÃO INFECTADOS

GRUPO C INFECTADO COM *T. CONGOLENSE*, VACINADO E TRATADO

GRUPO D INFECTADO COM *T. BRUCEI*, VACINADO E TRATADO

GRUPO E INFECTADO COM *T. CONGOLENSE* E *T. BRUCEI* VACINADO E TRATADO

4.3 TEMPERATURA RECTAL

A Tabela 2 mostra a temperatura rectal média dos vários grupos. No dia zero, não há diferenças significativas ($P>0,005$) na temperatura rectal média dos grupos infectados (C, D e E) e dos grupos não infectados (A e B). Os grupos A e B (grupos de controlo não infectados e não vacinados, e grupos de controlo não infectados e vacinados) não apresentaram qualquer diferença significativa (*P>0,05*) na temperatura rectal média entre eles ao longo da experiência.

As temperaturas rectais médias dos grupos D (infetado com *T. brucei*) e do grupo E (infeção mista de *T. congolense* e *T. brucei*) foram significativamente mais elevadas (*P<0,05*) no 7º dia PI, quando comparadas com as dos grupos A, B e C. No 14º dia PI, todos os grupos infectados (C, D e E) apresentaram temperaturas médias significativamente mais elevadas (*P<0,05*) quando comparados com os grupos não infectados A e B. O aumento da temperatura média foi significativamente mais elevado (*P<0,05*) no grupo D, seguido dos grupos C e E, respetivamente.

Nos dias 21 e 28 PI, a temperatura rectal média foi significativamente (*P<0,05*) mais elevada no grupo C (infetado com *T. congolense*) quando comparada com os outros grupos experimentais, enquanto os grupos D e E se compararam favoravelmente com os grupos A e B (*P<0,05*).

No entanto, a partir do 35º dia PI até ao final da experiência, não se verificaram diferenças significativas (*P>0,005*) na temperatura rectal média dos grupos infectados e não infectados.

Tabela 3: Temperaturas médias (º C) de cães com infecções simples e mistas de *T. congolense* e *T. brucei* vacinadas contra a infeção parvoviral

Days Post-infection	Group A	Group B	Group C	Group D	Group E
0	37.93±0.25[a]	37.85±0.28[a]	37.55±0.25[a]	37.85±0.26[a]	37.68±0.21[a]
*7	37.60±0.18[a]	37.70±0.18[a]	37.78±0.22[a]	39.20±0.12[b]	39.03±0.10[b]
14	37.58±0.15[a]	37.60±0.18[a]	38.45±0.05[c]	38.63±0.08[d]	38.20±0.08[b]
21	37.53±0.05[a]	37.60±0.08[a]	39.40±0.10[b]	37.68±0.08[a]	37.63±0.10[a]
**28	37.70±0.14[a]	37.58±0.12[a]	38.18±0.04[b]	37.58±0.15[a]	37.58±0.15[a]
35	37.60±0.08[a]	37.58±0.14[a]	37.73±0.18[a]	37.60±0.14[a]	37.55±0.5[a]
42	37.50±0.18[a]	37.30±0.25[a]	37.55±0.15[a]	37.58±0.12[a]	37.60±0.14[a]
49	37.40±0.13[a]	37.65±0.13[a]	37.63±0.18[a]	37.55±0.11[a]	37.80±0.14[a]
56	37.60±0.08[a]	37.53±0.15[a]	37.68±0.11[a]	37.50±0.08[a]	37.63±0.18[a]

| 63 | 37.25±0.18ª | 37.25±0.12ª | 37.60±0.08ª | 37.63±0.02ª | 37.48±0.17ª |
| 70 | 37.18±0.17ª | 37.30±0.02ª | 37.63±0.10ª | 37.55±0.18ª | 37.63±0.14ª |

Os diferentes sobrescritos numa linha (a, b, c) indicam diferenças significativas entre as médias dos grupos a ($P<0,05$)
*Vacinação primária ** Vacinação secundária
GRUPO A VACINADOS E NÃO INFECTADOS
GRUPO B NÃO VACINADOS E NÃO INFECTADOS
GRUPO C INFECTADO COM *T. CONGOLENSE*, VACINADO E TRATADO
GRUPO   DINFECTADO COM *T. BRUCEI*, VACINADO E TRATADO
GRUPO E INFECTADO COM *T. CONGOLENSE* E *T. BRUCEI* VACINADO E
    TRATADO

4.4   AUMENTO DO PESO CORPORAL

A Tabela 3 mostra o ganho médio proporcional de peso corporal dos vários grupos experimentais. No dia zero, não houve diferença significativa ($P>0,05$) no ganho de peso corporal proporcional médio dos grupos infectados e não infectados. Os grupos A e B (grupos de controlo não infectados e vacinados, e não infectados e não vacinados, respetivamente) não apresentaram qualquer diferença significativa ($P>0,005$) no ganho médio de peso corporal entre eles ao longo da experiência, exceto no dia 21 PI, quando o grupo B apresentou uma diminuição significativa ($P<0,05$).

Verificaram-se reduções significativas ($P<0,05$) no ganho de peso corporal proporcional médio dos grupos infectados a partir do dia 7 (PI) até aos dias 28, 21 e 14 (PI), respetivamente nos grupos C, D e E, em comparação com os grupos não infectados (A e B). Subsequentemente, não se registou qualquer diferença significativa ($P>0,05$) no ganho de peso médio entre os vários grupos ao longo da experiência.

A diminuição do ganho médio de peso corporal nos grupos infectados foi maior no grupo D seguido do grupo E e do grupo C nos dias 7 e 14 PI. Foi maior no grupo C do que nos grupos D e E nos dias 21 e 28.

Após o tratamento com aceturato de diminazeno, o ganho médio de peso corporal de todos

os grupos infectados (Grupos C, D e E) aumentou e foi semelhante ao dos grupos de

controlo (A e B).

Tabela 4: Ganho de peso corporal proporcional médio (kg) de cães com dieta simples e mistainfecções de *T. congolense* e *T. brucei* vacinadas contra a infeção parvoviral

Days Post-infection	Group A	Group B	Group C	Group D	Group E
0	6.38 ± 0.43^a	6.20 ± 0.42^a	6.43 ± 1.58^a	6.20 ± 0.57^a	6.45 ± 0.55^a
*7	6.60 ± 0.39^a	6.55 ± 0.32^a	6.20 ± 0.07^b	5.50 ± 0.08^d	5.70 ± 0.10^c
14	6.25 ± 0.12^a	6.10 ± 0.60^{ab}	6.03 ± 0.04^b	5.65 ± 0.04^c	6.08 ± 0.04^b
21	6.38 ± 0.15^a	6.03 ± 0.11^b	5.35 ± 0.05^c	6.10 ± 0.10^b	6.28 ± 0.30^{ab}
**28	6.58 ± 0.33^a	6.33 ± 0.27^a	5.68 ± 0.09^b	6.20 ± 0.11^a	6.40 ± 0.19^a
35	6.63 ± 0.48^a	6.40 ± 0.42^a	6.23 ± 0.21^a	6.30 ± 0.41^a	6.33 ± 0.25^a
42	6.73 ± 0.53^a	6.38 ± 0.33^a	6.20 ± 0.28^a	6.50 ± 0.48^a	6.60 ± 0.33^a
49	6.73 ± 0.46^a	6.45 ± 0.33^a	6.50 ± 0.40^a	6.55 ± 0.40^a	6.74 ± 0.42^a
56	6.83 ± 0.24^a	6.58 ± 0.29^a	6.50 ± 0.35^a	6.53 ± 0.36^a	6.70 ± 0.34^a
63	6.75 ± 0.33^a	6.40 ± 0.34^a	6.53 ± 0.34^a	6.58 ± 0.43^a	6.85 ± 0.25^a
70	6.73 ± 0.4^a	6.58 ± 0.39^a	6.58 ± 0.37^a	6.60 ± 0.24^a	6.80 ± 0.19^a

Os diferentes sobrescritos numa linha (a, b, c) indicam uma diferença significativa entre as médias dos grupos a (*P<0,05*)
*Vacinação primária ** Vacinação secundária
GRUPO A VACINADOS E NÃO INFECTADOS
GRUPO B NÃO VACINADOS E NÃO INFECTADOS
GRUPO   CINFECTADO COM *T. CONGOLENSE*, VACINADO E TRATADO
GRUPO   DINFECTADO COM *T. BRUCEI*, VACINADO E TRATADO
GRUPO E INFECTADO COM *T. CONGOLENSE* E *T. BRUCEI* VACINADO E TRATADO

4.5   FREQUÊNCIA MÉDIA DE PULSO

A Tabela 4 mostra a frequência média de pulso dos vários grupos. No dia zero, não houve diferenças significativas (*P>0,005*) nas taxas médias de pulso dos grupos infectados (C, D e E) e não infectados (A e B).

No dia 7 PI, o grupo E (infeção mista de *T. brucei* e *T. congolense*) teve uma frequência média de pulso significativamente (*P<0,05*) mais elevada do que todos os outros grupos experimentais. Dos dias 14 a 21 PI, as taxas médias de pulso foram mais baixas no grupo E em comparação com os outros. Do 28º dia PI até ao final da experiência, as frequências médias de pulso do grupo não variaram entre os cães do grupo E e os outros grupos experimentais, exceto o grupo D.

Tabela 5: Frequência média de pulso (bpm) de cães com infecções simples e mistas de *T. congolense* e *T. brucei* vacinados contra a infeção parvoviral.

Days Post-infection	Group A	Group B	Group C	Group D	Group E
0	110.00±6.83[a]	109.00±3.83[a]	109.50±7.90[a]	111.00±6.83[a]	108.00±5.66[a]
*7	112.00±8.64[ab]	112.00±3.27[ab]	108.00±3.27[a]	112.00±8.87[ab]	120.00±5.42[b]
14	120.00±8.64[a]	124.00±3.27[a]	121.00±3.83[a]	123.00±2.00[a]	110.00±5.16[b]
21	120.00±3.27[a]	120.00±3.27[a]	116.00±5.66[a]	118.00±5.03[a]	108.00±3.27[b]
**28	110.00±5.16[a]	108.00±5.66[a]	112.00±5.16[a]	110.00±7.57[a]	104.00±3.27[a]
35	112.00±3.83[a]	112.00±3.83[a]	110.00±2.31[a]	108.00±3.27[a]	112.00±3.27[a]
42	118.00±5.16[a]	120.00±2.31[a]	118.00±3.83[a]	116.00±5.16[a]	112.00±3.27[a]
49	115.00±3.83[a]	116.00±3.27[a]	118.00±2.31[a]	118.00±5.03[a]	120.00±3.27[a]
56	114.00±7.30[a]	112.00±3.27[a]	113.00±3.83[a]	112.00±3.27[a]	119.00±3.83[a]
63	116.00±6.10[a]	114.00±7.46[a]	112.75±8.61[a]	114.00±7.30[a]	111.00±3.83[a]
70	116.00±6.10[a]	115.00±8.70[a]	114.00±6.93[a]	115.25±3.59[a]	114.00±5.16[a]

Os diferentes sobrescritos numa linha (a, b, c) indicam uma diferença significativa entre as médias dos grupos a (*P<0,05*)

*Vacinação primária ** Vacinação secundária

GRUPO A VACINADOS E NÃO INFECTADOS

GRUPO B NÃO VACINADOS E NÃO INFECTADOS

GRUPO C INFECTADO COM *T. CONGOLENSE*, VACINADO E TRATADO

GRUPO   D INFECTADO COM *T. BRUCEI*, VACINADO E TRATADO

GRUPO E INFECTADO COM *T. CONGOLENSE* E *T. BRUCEI* VACINADO E TRATADO

4.6   VOLUME DE GLÓBULOS BRANCOS

A Tabela 5 mostra o volume celular médio (PCV) dos vários grupos. No dia zero, não se registaram diferenças significativas (P>0,05) no PCV médio dos grupos experimentais. Verificou-se um aumento progressivo do PCV dos grupos de controlo não infectados (A e B) à medida que a experiência avançava. No 7º dia PI, o PCV médio do grupo D (infetado com *T. brucei*) e do grupo E (infeção mista com *T. brucei* e *T. congolense*) foi significativamente (P<0,05) inferior ao dos grupos A, B e C.

No 14º dia PI, o PCV médio foi significativamente (P<0,05) mais baixo no grupo D (infetado apenas com *T. brucei*) quando comparado com os outros grupos, enquanto o grupo E foi significativamente mais baixo do que o grupo A (P<0,05). Dos dias 21 a 35 PI, o PCV médio do grupo foi significativamente (*P<0,05*) inferior no grupo C (infetado com *T. congolense*) quando comparado com todos os outros grupos experimentais.

No 42º dia PI, o PCV médio foi significativamente (P<0,05) mais baixo nos grupos C e D quando comparado com os outros grupos experimentais, enquanto no 49º dia PI, o PCV de ambos os grupos C e D foi significativamente mais baixo (P<0,05) do que o do grupo A apenas.

Desde o 56º dia PI até ao final da experiência, não se registaram diferenças significativas (P<0,05) no PCV médio de todos os grupos experimentais.

Quadro 6: Volume médio de concentrado de células (%) de cães com infecções simples e mistas de *T.congolense* e *T. brucei* vacinados contra a infeção parvoviral.

Days Post-infection	Group A	Group B	Group C	Group D	Group E
0	32.50 ± 2.42^a	31.75 ± 2.06^a	32.75 ± 2.22^a	33.55 ± 2.75^a	33.75 ± 2.63^a
*7	32.00 ± 2.45^a	32.50 ± 2.38^a	31.75 ± 1.71^a	28.00 ± 1.83^b	29.20 ± 1.91^b
14	33.50 ± 1.73^a	32.50 ± 2.08^{ab}	30.50 ± 1.29^{ab}	29.50 ± 1.73^c	30.75 ± 0.50^b
21	33.00 ± 2.16^a	33.50 ± 2.65^a	27.00 ± 0.82^b	30.25 ± 2.22^a	33.50 ± 2.52^a
**28	35.75 ± 1.89^a	33.75 ± 2.63^a	27.75 ± 0.96^b	34.50 ± 2.08^a	35.75 ± 1.71^a
35	36.50 ± 2.52^a	35.00 ± 2.58^a	29.50 ± 1.29^b	35.50 ± 2.08^a	33.25 ± 1.89^a
42	36.50 ± 1.29^a	35.25 ± 0.96^a	32.00 ± 0.82^b	31.00 ± 2.58^b	36.80 ± 0.58^a
49	37.75 ± 0.96^a	36.00 ± 1.41^{ab}	34.75 ± 1.50^b	33.50 ± 1.15^b	37.00 ± 1.63^{ab}
56	37.00 ± 0.82^a	37.75 ± 1.26^a	36.50 ± 1.00^a	35.50 ± 1.91^a	36.75 ± 1.63^a
63	39.50 ± 1.69^a	39.00 ± 1.36^a	38.00 ± 1.63^a	37.55 ± 2.39^a	39.75 ± 1.26^a
70	39.50 ± 1.69^a	39.00 ± 1.36^a	39.50 ± 1.73^a	38.50 ± 2.69^a	40.25 ± 1.26^a

Os diferentes sobrescritos numa linha (a, b, c) indicam uma diferença significativa entre as médias dos grupos a (*P<0,05*)

*Vacinação primária ** Vacinação secundária

GRUPO A VACINADOS E NÃO INFECTADOS
GRUPO B NÃO VACINADOS E NÃO INFECTADOS
GRUPO   CINFECTADO COM *T. CONGOLENSE*, VACINADO E TRATADO
GRUPO   DINFECTADO COM *T. BRUCEI*, VACINADO E TRATADO
GRUPO E INFECTADO COM *T. CONGOLENSE* E *T. BRUCEI* VACINADO E TRATADO

5.7 CONCENTRAÇÃO DE HEMOGLOBINA

A Tabela 6 mostra a concentração média de hemoglobina (Hb) dos vários grupos. Nos dias zero PI não houve diferença significativa (P>0,05) na concentração média de Hb de todos os grupos experimentais. No 7° dia PI, a concentração de Hb do grupo D (infetado e tratado com *T. brucei*) diminuiu significativamente (P<0,05) quando comparada com a dos grupos A e E.

Entre os dias 14 e 21 PI, as concentrações médias de Hb dos grupos foram significativamente (P<0,05) mais baixas nos grupos infectados do que nos não infectados. Entre os grupos infectados, a concentração de Hb foi significativamente mais baixa nos grupos D e E do que no grupo C no 14° dia PI, ao passo que foi significativamente mais elevada nos grupos D e E do que no grupo C no 21° dia PI.

Do 28° ao 56° dia de infeção, a concentração média de Hb foi significativamente (P<0,05) mais baixa no grupo C em comparação com os outros grupos. Além disso, o grupo C diminuiu significativamente nos dias 28 e 35 PI em comparação com os grupos não infectados A e B, enquanto o grupo E apresentou uma diminuição significativa quando comparado apenas com o grupo A no dia 28 PI (P<0,05). No dia 35 PI, os grupos A, B e C compararam-se favoravelmente (P>0,05), enquanto que dos dias 42 a 49 PI, o grupo E aumentou significativamente a concentração média de hemoglobina em comparação com os grupos A e B (P<0,05). Os grupos D e E eram comparáveis e significativamente mais elevados do que o grupo C. Subsequentemente, a concentração de hemoglobina nos grupos infectados C, D e E era comparável à dos grupos não infectados A e B.

Tabela 7: Concentração média de hemoglobina (g/dl) de cães com doença simples e mista infecções de *T. congolense* e *T. brucei* vacinadas contra a infeção parvoviral.

Days Post-infection	Group A	Group B	Group C	Group D	Group E
0	15.33 ± 1.16^a	15.13 ± 0.94^a	15.48 ± 1.04^a	16.08 ± 0.70^a	15.80 ± 0.81^a
*7	15.45 ± 0.96^a	15.58 ± 2.29^{ab}	15.20 ± 1.09^{ab}	13.88 ± 0.30^b	14.83 ± 0.39^a
14	16.10 ± 0.22^a	15.78 ± 1.07^a	14.65 ± 0.11^b	13.55 ± 0.28^c	13.45 ± 0.26^c
21	16.30 ± 0.36^a	15.85 ± 0.87^a	13.28 ± 0.17^c	14.25 ± 0.29^b	14.23 ± 0.39^b
**28	16.70 ± 0.22^a	15.68 ± 0.39^b	13.15 ± 0.13^d	14.80 ± 0.29^c	15.03 ± 0.26^{bc}
35	16.80 ± 0.29^a	15.85 ± 0.41^b	13.33 ± 0.13^c	15.55 ± 0.93^d	16.00 ± 0.82^{ab}
42	16.18 ± 0.72^a	15.80 ± 0.28^a	13.88 ± 0.22^c	16.73 ± 0.36^{ab}	16.93 ± 0.10^b
49	16.30 ± 0.24^a	15.94 ± 0.32^a	14.70 ± 1.21^c	16.65 ± 0.25^{ab}	16.98 ± 0.13^b
56	16.80 ± 0.08^a	16.08 ± 0.25^{ab}	15.53 ± 0.51^b	16.48 ± 0.36^a	16.60 ± 0.39^a
63	16.70 ± 0.21^a	16.00 ± 0.038^a	15.33 ± 1.19^a	15.93 ± 0.32^a	16.13 ± 0.22^a
70	17.10 ± 0.07^a	16.05 ± 0.04^a	15.43 ± 0.17^a	16.03 ± 2.17^a	16.08 ± 2.25^a

Os diferentes sobrescritos numa linha (a, b, c) indicam uma diferença significativa entre as médias dos grupos a (*P<0,05*)

*Vacinação primária ** Vacinação secundária
GRUPO   A VACINADO E NÃO INFECTADO
GRUPO B UNVACINADO   E NÃO INFECTADO
GRUPO C INFECTADO COM *T. CONGOLENSE*, VACINADO E TRATADO
GRUPO D INFECTADO COM *T. BRUCEI*, VACINADO E TRATADO
GRUPO E INFECTADO COM *T. CONGOLENSE* E *T. BRUCEI* VACINADO E TRATADO

4.8 CONTAGEM TOTAL DE GLÓBULOS VERMELHOS (RBC)

A Tabela 7 mostra as contagens médias de glóbulos vermelhos totais (TRBC) dos vários

grupos. No dia zero, não houve diferenças significativas (P>0,05) na média de hemácias dos

grupos experimentais.

No sétimo dia após a infeção, verificou-se uma diminuição significativa do TRBC médio dos
grupos infectados (grupos C, D e E) em comparação com os grupos A e B.

No 14.º dia após a infeção, todos os grupos infectados, vacinados e tratados (grupos C, D e E)

apresentaram uma diminuição significativa (P<0,05) na média de hemácias quando comparados

com os grupos não infectados (A e B). Não houve diferença significativa (P>0,05) na média de

hemácias entre os grupos D e E, mas o grupo C foi significativamente diferente (P<0,05).

Do 21.º ao 42.º dia após a infeção, o Grupo C (infetado com *T. congolense*) apresentou uma

diminuição significativa (P<0,05) na média de hemácias quando comparado com o grupo infetado

apenas com *T. brucei* (Grupo D), o grupo infetado com *T. congolense* e *T. brucei* (Grupo E), o

grupo não infetado, vacinado e tratado (Grupo A) e o grupo não infetado, não vacinado e tratado

(Grupo B). Os grupos D e E não diferiram significativamente (P>0,05)

A partir do dia 49 (PI) até ao final da experiência, não houve diferença significativa (P>0,05) na

TRBC média de todos os grupos, exceto nos dias 56 a 70 (PI), quando o grupo C diminuiu

significativamente (P<0,05) em comparação com os outros grupos.

Tabela 8: Contagem média de glóbulos vermelhos totais (x 10 /mm⁶³) de cães com hemácias simples e mistasinfecções de *T. congolense* e *T. brucei* vacinadas contra a infeção parvoviral.

Days Post-infection	Group A	Group B	Group C	Group D	Group E
0	626.25±37.28[a]	618.75±41.91[a]	620.00±47.36[a]	622.50±21.79[a]	633.75±43.08[a]
*7	647.75±15.11[a]	625.50±42.19[ab]	593.50±18.50[b]	481.00±17.32[d]	521.25±21.19[c]

Days Post-infection	Group A	Group B	Group C	Group D	Group E
14	683.00±5.29[a]	637.50±35.94[a]	536.25±22.87[b]	473.50±17.84[c]	454.50±26.35[c]
21	682.75±10.50[a]	645.00±22.54[a]	468.25±25.20[c]	592.00±14.33[b]	584.50±25.68[b]
**28	680.25±11.90[a]	651.00±14.49[ab]	487.00±13.22[c]	608.00±24.17[b]	647.25±28.84[ab]
35	699.50±9.00[a]	653.50±13.60[b]	561.00±17.32[c]	653.00±20.94[b]	635.00±11.94[ab]
42	679.75±8.26[a]	658.75±12.15[b]	561.25±27.94[c]	623.50±21.13[b]	664.50±20.17[b]
49	690.50±24.52[a]	673.75±16.58[a]	653.50±42.15[a]	652.50±20.62[a]	674.00±20.38[a]
56	689.75±23.98[a]	670.00±10.80[a]	615.50±36.95[b]	651.25±15.78[ab]	672.00±24.28[ab]
63	680.00±5.77[a]	665.00±25.45[ab]	624.25±23.90[b]	638.25±9.25[b]	670.00±14.72[a]
70	690.50±8.58[a]	677.50±38.79[a]	632.50±43.70[b]	679.50±10.88[a]	683.25±8.06[a]

Os diferentes sobrescritos numa linha (a, b, c) indicam uma diferença significativa entre as médias dos grupos a ($P<0,05$)

*Vacinação primária ** Vacinação secundária

GRUPO A VACINADOS E NÃO INFECTADOS

GRUPO B NÃO VACINADOS E NÃO INFECTADOS

GRUPO   CINFECTADO COM *T. CONGOLENSE*, VACINADO E TRATADO

GRUPO   DINFECTADO COM *T. BRUCEI*, VACINADO E TRATADO

GRUPO E INFECTADO COM *T. CONGOLENSE* E *T. BRUCEI* VACINADO E

        TRATADO

4.9   CONTAGEM TOTAL DE GLÓBULOS BRANCOS (WBC)

A Tabela 8 mostra a contagem média total de leucócitos (WBC) dos vários grupos. Não houve

diferença significativa (P>0,05) na contagem média total de leucócitos entre os vários grupos

(A, B, C, D e E) antes da infeção. Verificou-se um aumento significativo (P<0,05) na média total de leucócitos do grupo C (infetado com *T. congolense*) e uma diminuição significativa (P<0,05) no grupo D (infetado com *T. brucei*) e no grupo E (infetado tanto com *T. congolense* como com *T. brucei*) no dia 7 da PI, quando comparados com os grupos A (não infetado e vacinado) e B (não infetado e não vacinado).

No 14º dia PI (7º dia após a vacinação inicial), foi registada uma diminuição significativa (P<0,05) nos grupos D e E quando comparados com os grupos A, B e C.

Do dia 21 até ao fim da experiência, registaram-se variações significativas (P<0,05) na contagem média total de leucócitos de todos os grupos infectados e vacinados (grupos C, D e E) em comparação com os grupos A e B. As contagens totais de leucócitos diminuíram geralmente nos grupos infectados (C, D e E) em comparação com os grupos não infectados (A e B). O grupo C registou uma diminuição significativa (P<0,05) em comparação com os grupos D e E nos dias 21 a 49 PI, ao passo que no dia 70, registou um aumento significativo (P<0,05). Do 21º dia PI (14º dia pós-vacinação) até ao final da experiência, o grupo A apresentou um aumento significativo (P<0,05) na média de leucócitos totais quando comparado com os grupos B, C, D e E.

Tabela 9: Contagem média total de glóbulos brancos (x 10 /mm^{33}) de cães com uma única eInfecções mistas de *T. congolense* e *T. brucei* vacinados contra a infeção parvoviral.

Days Post-infection	Group A	Group B	Group C	Group D	Group E
0	13.33±1.73[a]	13.13±0.82[a]	13.28±0.99[a]	13.73±1.00[a]	12.78±1.55[a]
*7	12.82±1.35[a]	13.38±0.46[a]	16.66±0.83[b]	9.75±0.82[c]	8.90±0.48[c]
14	14.67±0.90[a]	13.80±0.77[a]	14.66±0.51[a]	11.38±0.84[b]	11.03±0.52[b]
21	15.96±5.18[a]	13.24±2.52[b]	7.74±0.46[c]	9.14±0.42[c]	10.02±0.35[d]
**28	20.80±0.31[a]	12.99±0.25[b]	8.92±0.26[d]	10.55±0.32[c]	11.27±0.43[c]
35	21.75±0.24[a]	13.53±0.06[b]	8.78±0.36[d]	11.59±0.22[c]	12.23±0.60[c]
42	22.11±0.21[a]	13.34±0.21[b]	9.86±0.33[d]	11.70±0.27[c]	12.16±0.44[c]
49	21.21±0.43[a]	12.57±0.42[b]	9.27±0.33[d]	10.48±0.41[c]	11.07±0.24[c]
56	21.42±0.25[a]	12.82±0.30[b]	10.45±0.38[c]	9.70±0.61[cd]	9.78±0.27[d]
63	21.19±10.1[a]	12.61±6.43[b]	11.74±0.49[bc]	10.75±0.30[bc]	9.65±0.86[c]
70	21.48±10.32[a]	12.74±6.43[b]	11.59±0.32[c]	10.51±0.40[d]	10.66±0.42[d]

Os diferentes sobrescritos numa linha (a, b, c) indicam uma diferença significativa entre as médias dos grupos a (*P<0,05*)

*Vacinação primária ** Vacinação secundária
GRUPO   A VACINADO E NÃO INFECTADO
GRUPO B   NÃO VACINADOS E NÃO INFECTADOS
GRUPO   C INFECTADO COM *T. CONGOLENSE*, VACINADO E TRATADO
GRUPO   D INFECTADO COM *T. BRUCEI*, VACINADO E TRATADO
GRUPO E INFECTADO COM *T. CONGOLENSE* E *T. BRUCEI* VACINADO E
          TRATADO

4.10   CONTAGEM ABSOLUTA DE NEUTRÓFILOS

A Tabela 10 mostra a contagem absoluta de neutrófilos (ANC) de todos os grupos. Não houve

diferença significativa (P>0,05) na contagem média absoluta de neutrófilos (ANC) do grupo

experimental antes da infeção. Não houve diferença significativa (P>0,05) na ANC entre os

grupos vacinados e não infectados (A) e o grupo não vacinado e não infetado (B), exceto nos

dias 28, 35 e 42 PI, quando foi significativamente mais baixa no grupo B. Houve variações

significativas entre os grupos infectados *pelo tripanossoma* (C, D e E) e entre os grupos não infectados (A e B) e os grupos infectados (C, D e E).

Ao 7º dia PI, verificou-se um aumento significativo (P<0,05) no ANC dos grupos C (infetado com *T. congolense*, vacinado e tratado), D (infetado com *T. brucei,* vacinado e tratado) e E (infetado com *T. congolense* e *T. brucei,* vacinado e tratado) quando comparados com os grupos A (não infetado, vacinado e tratado) e B (não infetado, não vacinado e não tratado).

Houve um aumento significativo (P<0,05) na contagem média absoluta de neutrófilos (ANC) do grupo C quando comparado com todos os outros grupos (A, B, D e E) no 14º dia PI, enquanto os grupos D e E apresentaram uma diminuição estatisticamente significativa (P<0,05) quando comparados com os grupos A e B.

No dia 21 PI (dia 14 após a vacinação inicial), os grupos C, D e E apresentaram uma diminuição significativa (P<0,05) na contagem média absoluta de neutrófilos (ANC) em comparação com os grupos A e B.

Do dia 28 ao dia 56 IP, o grupo C mostrou uma diminuição significativa (P<0,05) na contagem média absoluta de neutrófilos (ANC) quando comparado com os outros grupos (A, B, D e E), exceto no dia 28 IP, quando se comparou favoravelmente com o grupo D, enquanto o grupo A mostrou um aumento significativo (P<0,05) quando comparado com os outros grupos (B, C, D e E) do dia 28 ao dia 49 IP. Os grupos D e E não diferiram significativamente (P>0,05), exceto nos dias 7 e 28 IP.

Tabela 10: Contagem média absoluta de neutrófilos (x 10 /mm^{33}) de cães com infecções únicas e mistas de *T. congolense* e *T. brucei* vacinados contra a infeção parvoviral.

Days Post-infection	Group A	Group B	Group C	Group D	Group E
0	3.14±0.76[a]	3.31±0.63[a]	3.41±1.02[a]	3.46±0.38[a]	3.50±0.26[a]
*7	3.84±1.20[a]	3.77±0.41[a]	8.67±1.04[d]	6.68±0.45[c]	5.83±0.18[b]
14	4.59±0.58[a]	4.52±0.64[a]	6.02 ±0.44[b]	2.25± 1.15[c]	2.90±0.49[c]
21	5.06±0.04[a]	4.74±0.43[a]	2.81±0.24[b]	2.50±0.18[b]	2.85±0.21[b]
**28	6.41±0.54[a]	4.11±0.23[b]	2.85±0.62[c]	3.01±0.25[c]	4.52±0.29[b]
35	6.91±0.21[a]	3.66±0.22[b]	2.64±0.26[d]	4.38±0.70[bc]	4.59±0.38[c]
42	5.98±0.19[a]	3.43±0.40[b]	2.10±0.11[d]	4.56±0.25[c]	4.14±0.45[bc]
49	5.76±0.43[a]	3.26±0.12[d]	2.09±0.21[c]	3.96±0.22[c]	4.76±0.52[b]
56	5.38±0.45[a]	4.81±0.66[a]	2.50±0.36[b]	4.57± 0.47[a]	4.86±0.24[a]
63	4.65±1.81[a]	4.43±1.98[a]	3.77±0.55[a]	4.23±0.47[a]	3.84±0.54[a]
70	4.58±1.01[a]	4.50±1.06[a]	3.88±0.39[a]	4.31±0.52[a]	3.79±0.59[a]

Os diferentes sobrescritos numa linha (a, b, c) indicam uma diferença significativa entre as médias dos grupos a ($P<0,05$)

*Vacinação primária ** Vacinação secundária
GRUPO A VACINADOS E NÃO INFECTADOS
GRUPO B NÃO VACINADOS E NÃO INFECTADOS
GRUPO   CINFECTADO COM *T. CONGOLENSE*, VACINADO E TRATADO
GRUPO   DINFECTADO COM *T. BRUCEI*, VACINADO E TRATADO
GRUPO E INFECTADO COM *T. CONGOLENSE* E *T. BRUCEI* VACINADO E TRATADO

4.11   CONTAGEM ABSOLUTA DE LINFÓCITOS

A Tabela 9 mostra a contagem absoluta de linfócitos (ALC) de todos os grupos. Não houve diferença significativa (P>0,05) na contagem média absoluta de linfócitos (ALC) entre os diferentes grupos antes da infeção.

Verificou-se um aumento progressivo na contagem média absoluta de linfócitos do grupo não infetado e vacinado (A) ao longo do período experimental, ao contrário do grupo não infetado e não vacinado (B). A partir do 21º dia PI até ao final da experiência, a ALC no grupo A aumentou significativamente (*P<0,05*) em comparação com o grupo B. Houve variações significativas na ALC entre os grupos ao longo da experiência.

Desde o dia 7 PI até ao final da experiência, verificou-se uma redução significativa (*P<0,05*) na ALC dos grupos infectados com *tripanossomas* (C, D e E) em comparação com os grupos não infectados (A e B). No dia 7 PI, registou-se uma diminuição significativa (*P<0,05*) no grupo D (infetado com *T. brucei*, vacinado e tratado) e no grupo E (infetado com *T. congolense* e *T. brucei*, vacinado e tratado) em comparação com o grupo C (infetado com *T. congolense*, vacinado e tratado). Nos dias 14, 21, 28, 42 e 70 PI, a ALC foi significativamente mais baixa (*P<0,05*) nos grupos D e E do que no grupo C, enquanto nos dias 49 e 56 foi registada uma diminuição significativa (*P<0,05*) no grupo D em comparação com o grupo E.

Tabela 11: Contagem média absoluta de linfócitos (x 10 /mm^{33}) de cães com infecções únicas e mistas de *T. congolense* e *T. brucei* vacinados contra a infeção parvoviral.

Days Post-infection	Group A	Group B	Group C	Group D	Group E
0	9.67 ± 1.16^a	9.14 ± 0.22^a	9.36 ± 0.61^a	9.68 ± 0.54^a	9.16 ± 1.27^a
*7	9.12 ± 0.82^a	9.36 ± 0.53^a	8.63 ± 0.37^a	3.81 ± 0.40^b	3.99 ± 0.21^b
14	9.09 ± 1.21^{ab}	9.34 ± 0.42^a	7.49 ± 0.40^b	4.28 ± 0.52^c	4.59 ± 0.54^c
21	12.30 ± 0.60^a	9.59 ± 0.51^b	6.57 ± 1.62^c	4.74 ± 0.30^c	5.14 ± 0.21^c
**28	15.35 ± 0.36^a	9.86 ± 0.10^b	6.72 ± 0.20^c	5.56 ± 0.25^d	5.54 ± 0.55^d
35	17.84 ± 0.15^a	9.71 ± 0.27^b	6.04 ± 0.21^c	5.17 ± 0.46^d	5.64 ± 0.22^{cd}
42	18.15 ± 0.28^a	10.24 ± 0.58^b	6.76 ± 0.28^c	5.18 ± 0.47^d	5.68 ± 0.34^d
49	16.75 ± 0.55^a	9.88 ± 0.50^b	6.07 ± 0.29^c	5.24 ± 0.43^d	5.96 ± 0.12^c
56	16.80 ± 0.63^a	10.05 ± 0.45^b	6.84 ± 0.20^c	5.13 ± 0.20^d	6.41 ± 0.17^c

63					
	19.51 ± 0.34^a	10.17 ± 0.45^b	6.69 ± 0.41^c	6.18 ± 0.21^c	6.68 ± 0.31^c
70					
	19.48 ± 0.32^a	10.05 ± 0.37^b	7.69 ± 0.11^c	6.33 ± 0.40^d	6.85 ± 0.21^d

Os diferentes sobrescritos numa linha (a, b, c) indicam uma diferença significativa entre as médias dos grupos a $(P<0,05)$

*Vacinação primária ** Vacinação secundária
GRUPO A VACINADOS E NÃO INFECTADOS
GRUPO B NÃO VACINADOS E NÃO INFECTADOS
GRUPO C INFECTADO COM *T. CONGOLENSE*, VACINADO E TRATADO
GRUPO D INFECTADO COM *T. BRUCEI*, VACINADO E TRATADO
GRUPO E INFECTADO COM *T. CONGOLENSE* E *T. BRUCEI* VACINADO E TRATADO

4.12   CONTAGEM ABSOLUTA DE EOSINÓFILOS

A Tabela 11 mostra a contagem média absoluta de eosinófilos (AEC) dos vários grupos. Não houve diferença significativa (P>0,05) na contagem média absoluta de eosinófilos (AEC) entre os vários grupos antes da infeção. Registaram-se aumentos na AEC média do grupo C (infetado com *T. congolense*), D (infetado com *T. brucei*) e do grupo E (infetado com *T. congolense* e *T. brucei*) ao 7º dia de PI, mas apenas os grupos D e E foram significativos (P<0,05) quando comparados com os grupos A e B.

No 14º dia PI, os grupos C e D infetados mostraram um aumento significativo (P<0,05) na AEC média quando comparados com os grupos A e B. O grupo C permaneceu significativamente aumentado (P<0,05) até o 35º dia, e os grupos D e E até o 28º dia PI (P<0,05).

O grupo A não diferiu significativamente (P>0,05) na AEC média quando comparado com o grupo B ao longo da experiência, exceto no dia 21 PI.

A partir do dia 42 PI até ao final da experiência, não houve diferença significativa (P>0,05) na AEC média entre os grupos (A, B, C, D e E), exceto no dia 42 PI, quando o grupo E apresentou um aumento significativo (P<0,05).

Tabela 12: Contagem média absoluta de eosinófilos (x 10 /mm^{33}) de cães com infecções simples e mistas de *T. congolense* e *T. brucei* vacinados contra a infeção parvoviral.

Days Post-infection	Group A	Group B	Group C	Group D	Group E
0	0.16±0.05[a]	0.23±0.11[a]	0.21±0.17[a]	0.19±0.06[a]	0.19±0.10[a]
*7	0.14±0.05[a]	0.15±0.06[a]	0.25±0.06[ab]	0.40±0.04[c]	0.31±0.01[b]
14	0±0.00[a]	0±0.00[a]	0.45±0.04[b]	0.37±0.02[c]	0.39±0.02[bc]
21	0.06±0.03[a]	±0.00[b]	0.58±0.02[d]	0.25±0.25[c]	0.30±0.04[c]
**28	0.02±0.02[a]	0.01±0.02[a]	0.40±0.04[c]	0.19±0.34[bc]	0.14±0.04[b]
35	0.01±0.01[a]	0.01±0.02[a]	0.21±0.02[b]	0.00±0.01[a]	0.03±0.02[a]
42	0.02±0.03[a]	0.01±0.03[a]	0.01±0.03[a]	0.00±0.00[a]	0.14±0.24[b]
49	0.02±0.03[a]	0.02±0.03[a]	0.01±0.03[a]	0.01±0.01[a]	0.02±0.02[a]
56	0.02±0.02[a]	0.00±0.00[a]	0.01±0.02[a]	0.02±0.02[a]	0.00±0.00[a]
63	0.02±0.03[a]	0.00±0.00[a]	0.01±0.02[a]	0.01±0.02[a]	0.01±0.01[a]
70	0.02±0.03[a]	0.00±0.00[a]	0.01±0.02[a]	0.01±0.02[a]	0.01±0.01[a]

Os diferentes sobrescritos numa linha (a, b, c) indicam uma diferença significativa entre as médias dos grupos a ($P<0,05$)

*Vacinação primária ** Vacinação secundária
GRUPO   A VACINADO E NÃO INFECTADO
GRUPO B UNVACINADO   E NÃO INFECTADO
GRUPO C INFECTADO COM *T. CONGOLENSE*, VACINADO E TRATADO
GRUPO D INFECTADO COM *T. BRUCEI*, VACINADO E TRATADO

GRUPO E INFECTADO COM *T. CONGOLENSE* E *T. BRUCEI* VACINADO E TRATADO

4.13   CONTAGEM ABSOLUTA DE MONÓCITOS

Não se registou uma diferença significativa (P>0,05) na contagem média de monócitos entre os vários grupos ao longo da experiência. *

Tabela 13: Contagem média absoluta de monócitos (x 10 /mm^{33}) de cães com infecções únicas e mistas de *T. congolense* e *T. brucei* vacinados contra a infeção parvoviral.

Days Post-infection	Group A	Group B	Group C	Group D	Group E
0	0.08±0.02[a]	0.1±0.18[a]	0.10±0.27[a]	0.08±0.12[a]	0.1±0.12[a]
*7	0.12±0.03[a]	0.1±0.04[a]	0.10±0.16[a]	0.08±0.06[a]	0.1±0.03[a]
14	0.12±0.03[a]	0.08±0.00[a]	0.09±0.00[a]	0.1±0.13[a]	0.11±0.07[a]
21	0.12±0.35[a]	0.08±0.03[a]	0.09±0.04[a]	0.08±0.02[a]	0.1±0.03[a]
**28	0.11±0.03[a]	0.09±0.02[a]	0.08±0.11[a]	0.1±0.02[a]	0.09±0.09[a]
35	0.12±0.03[a]	0.1±0.02[a]	0.10±0.09[a]	0.1±0.02[a]	0.11±0.03[a]
42	0.12±0.02[a]	0.08±0.00[a]	0.09±0.02[a]	0.08±0.02[a]	0.1±0.04[a]
49	0.09±0.01[a]	0.07±0.03[a]	0.06±0.02[a]	0.08±0.04[a]	0.08±0.00[a]
56	0.08±0.02[a]	0.06±0.02[a]	0.06±0.02[a]	0.06±0.00[a]	0.0.7±0.02[a]
63	0.90±0.03[a]	0.07±0.03[a]	0.06±0.04[a]	0.08±0.02[a]	0.08±0.02[a]
70	0.10±0.02[a]	0.09±0.02[a]	0.08±0.02[a]	0.08±0.03[a]	0.07±0.02[a]

Os diferentes sobrescritos numa linha (a, b, c) indicam uma diferença significativa entre as médias dos grupos a ($P<0,05$)

1Vacinação primária ** Vacinação secundária

GRUPO   AVACINADO E NÃO INFECTADO
GRUPO BUNVACINADO   E NÃO INFECTADO
GRUPO C INFECTADO COM *T. CONGOLENSE*, VACINADO E TRATADO GRUPO D
INFECTADO COM *T. BRUCEI*, VACINADO E TRATADO
GRUPO E INFECTADO COM *T. CONGOLENSE* E *T. BRUCEI* VACINADO E TRATADO

4.14 TÍTULO DE ANTICORPOS (IMUNOGLOBULINA G)

A Tabela 12 mostra o título médio de anticorpos de todos os grupos. Não se registou uma

diferença significativa (P>0,05) no título médio de anticorpos entre os vários grupos (A, B,

C, D e E) nos dias 0 e 7 PI. A partir do 21º dia PI, verificou-se um aumento progressivo do

título de anticorpos em todos os grupos vacinados (A, C, D e E), atingindo o pico no 49º dia

PI no grupo vacinado não infetado (A) e no 35º dia PI nos grupos vacinados infetados (C, D

e E). Não se registou qualquer variação no título de anticorpos no grupo não infetado e não vacinado (B) ao longo do período experimental.

Do dia 21 ao 63 PI, registou-se um aumento significativo (P<0,05) no título de anticorpos de todos os grupos vacinados (A, C, D e E) em comparação com o grupo não vacinado (B). O aumento no grupo vacinado não infetado (A) foi significativamente mais elevado (P<0,05) do que nos grupos vacinados infectados (C, D e E).

Quadro 14: Título médio de IgG (valor S) de cães com infecções simples e mistas de *T. congolense* e *T. brucei* vacinados contra a infeção parvoviral.

Days Post-infection	Group A	Group B	Group C	Group D	Group E
0	0.25 ± 0.50^a	0.25 ± 0.50^a	0.25 ± 0.50^a	0.25 ± 0.00^a	0.25 ± 0.50^a
*7	0.25 ± 0.50^a	0.25 ± 0.50^a	0.25 ± 0.50^a	0.25 ± 0.50^a	0.25 ± 0.50^a
21	3.25 ± 0.50^a	0.25 ± 0.50^b	2.25 ± 0.50^a	2.25 ± 0.50^a	2.50 ± 0.50^a
35	4.75 ± 0.29^a	0.25 ± 0.50^c	2.75 ± 0.50^b	2.50 ± 0.58^b	2.75 ± 0.50^b
49	5.25 ± 0.29^a	0.25 ± 0.50^c	2.75 ± 0.50^b	2.50 ± 0.58^b	2.75 ± 0.50^b
63	5.25 ± 0.68^a	0.25 ± 0.50^c	2.75 ± 0.50^b	2.50 ± 0.50^b	2.75 ± 0.50^b

Os diferentes sobrescritos numa linha (a, b, c) indicam uma diferença significativa entre as médias dos grupos a (*P<0,05*)

Vacinação primária no 7º dia PI e vacinação secundária no 28º dia PI

GRUPO A VACINADOS E NÃO INFECTADOS
GRUPO B NÃO VACINADOS E NÃO INFECTADOS
GRUPO C INFECTADO COM *T. CONGOLENSE*, VACINADO E TRATADO
GRUPO D INFECTADO COM *T. BRUCEI*, VACINADO E TRATADO
GRUPO E INFECTADO COM *T. CONGOLENSE* E *T. BRUCEI* VACINADO E
       TRATADO

CAPÍTULO 5

Os resultados deste estudo mostram que a infeção experimental de cães mestiços com *Trypanosoma congolense, Trypanosoma brucei* e infeção mista com *Trypanosoma congolense* e *Trypanosoma brucei* foi estabelecida com sucesso. *O Trypanosoma brucei* e o *Trypanosoma congolense,* respetivamente, manifestaram-se na corrente sanguínea de todos os cães infectados aos 6 e 21 dias após a infeção. O período pré-patente da infeção mista de *T. congolense* e *T. brucei* foi de 7 dias após a infeção, quando *o T. brucei* era evidente. Isto contrasta com os resultados de Ezeokonkwo *et al.* (2004 e 2010) e Abenga *et al.* (2005b) que registaram um período de pré-patente de 12, 13 e 11 dias PI para *T. congolense, T. brucei* e infeção mista de *T. congolense* e *T. brucei*, respetivamente, mas em concordância com Akpa *et al.* (2008). A parasitemia num animal suscetível pode ser influenciada por alguns factores, que podem incluir o número de parasitas inoculados, o stress, como a nutrição/estiagem, a presença ou ausência de infecções intercorrentes, a resposta imunitária do hospedeiro e a patogenicidade da mancha de *tripanossoma* (Taylor e Authie, 2004). Os resultados deste trabalho também mostraram que a tripanossomose canina causada por *T. brucei* difere marcadamente da causada por *T. congolense*, uma vez que a primeira causou uma infeção aguda, enquanto a última causou uma infeção crónica. Isto está de acordo com Anene *et al.* (1989b), Akpa *et al.* (2008), Ezeokonkwo *et al.* (2010) e Nwaoha e Anene (2011a), que demonstraram que *o T. brucei* era responsável por uma doença aguda em cães, e com Amole *et al.* (1982) e Mario *et al.* (1997), que afirmaram que os cães infectados com *T. congolense* apresentam frequentemente uma forma crónica da doença. No entanto, contrasta com o trabalho realizado por Taylor e Authie (2004) e Ezeokonkwo *et al.* (2010) que relataram uma infeção aguda em cães infectados com *T. congolense*. Isto pode ser peculiar às manchas dos parasitas utilizados na experiência.

Após o tratamento, todos os grupos infectados e tratados (C, D e E) apresentaram resultados negativos para parasitas *tripanossomas* dois dias após o tratamento e assim permaneceram até ao fim da experiência. Não se registou qualquer recidiva neste estudo, o que contrasta com a conclusão de Anene *et al.* (2006), que registaram uma recidiva da infeção no 42.º dia após a infeção em ratos infectados com *T. brucei* e tratados com aceturato de diminazeno, mas está em conformidade com as conclusões de Rani e Suresh (2007), que não registaram qualquer recidiva em cães da Pomerânia infectados com *T. evansi* tratados com uma dose única de aceturato de diminazeno. Sugeriu-se que a recaída da infeção ocorre devido à resistência aos medicamentos e também devido à migração do parasita para o tecido cerebral, onde o aceturato de diminazeno não poderia afectá-lo (Jenings *et al.*, 1980; Barret, 2001; Geerts *et a.*, 2001). Quanto maior for a duração da infeção antes do tratamento, maior é a probabilidade de ocorrer uma recaída da infeção. Observou-se que o tratamento entre 3 e 8 dias após a infeção conduz geralmente à cura permanente, ao passo que o tratamento até ao 14.º dia após a infeção pode conduzir a uma recaída. Assim, observou-se que a recaída da infeção observada com o tratamento precoce pode dever-se à resistência aos medicamentos, enquanto a recaída no tratamento tardio pode dever-se à invasão do tecido cerebral pelo parasita (Akpa *et al.*, 2008). Neste trabalho, o tratamento foi efectuado no dia 8 após a infeção (tratamento precoce) e, por conseguinte, pode ser a razão pela qual não se registou qualquer recidiva da infeção.

Os sinais clínicos observados nos cães, tais como pirexia, anorexia, emaciação, letargia, pelo áspero, corrimento ocular branco e membrana mucosa pálida, eram semelhantes aos relatados em ratos, cães e coelhos infectados com *Trypanosoma brucei* por Anene *et al.* (1999), Akpa *et al.* (2008), Ezeokonkwo *et al.* (2010); e em bovinos e cães infectados com *Trypanosoma congolense* por Valli *et al.* (1978) e Ezeokonkwo *et al.* (2010), respetivamente. Também é consistente com o de Onyeyili e Anika (1990); Obidike *et al.* (2005) e Eze *et al.* (2006) que relataram sinais semelhantes em cães infectados com *T. brucei*. No entanto, após o tratamento, os sinais clínicos desapareceram gradualmente, mostrando que o medicamento utilizado foi capaz de eliminar os parasitas e evitar os sinais.

A pirexia, que foi observada entre os dias 7 e 14 PI nos animais infectados com *T. brucei* e no dia 21 nos animais infectados com *T. congolense* na experiência, é um sintoma clínico reconhecido da tripanossomose em animais (Stephen, 1986; Anika *et al.*, 1987; e Anene *et al.*, 1999). De acordo com Aquinos (1997), a pirexia é mais elevada no primeiro pico de parasitemia. Isto deve-se à estimulação do centro termorregulador do hipotálamo pelos progenitores libertados durante a infeção (Baracos *et al.*, 1987). De acordo com Seed e Hall (1977), a pirexia deve-se ao metabolismo do triptofano em triptofol pelos *tripanossomas*, que se acumulam em doses farmacológicas num animal, levando a alterações da temperatura rectal ou a um estado febril. Akpa *et al.* (2008) referiram que a administração de aceturato de diminazeno pode reverter o sinal acima referido nos cães tratados, daí o regresso à temperatura normal após o tratamento, como se verificou nesta experiência. Embora os sinais clínicos de infeção devido a ambas as espécies fossem geralmente semelhantes, a pirexia parece ser mais caraterística da infeção por *T. brucei* do que por *T. congolense* (Fig. 1 e Quadro 3).

A diminuição significativa (P<0,05) do peso corporal dos cães observada nos grupos infectados (C, D e E) está de acordo com outros relatos de que a tripanossomíase causa perda de peso nos animais (Moulton e Sollod, 1976; Anika *et al.*, 1987; Anene e Ezekwe, 1995), mas contrasta com o trabalho realizado por Akpa *et al.* (2008), que não registaram qualquer alteração no peso corporal de cães infectados com tripanossomas.

Acredita-se que o efeito de diminuição de peso da tripanossomíase esteja associado à anorexia e ao embotamento observados com a infeção. No entanto, após o tratamento, registou-se um aumento gradual do ganho de peso corporal dos grupos tratados (Fig. 2 e Quadro 4).

A diminuição significativa observada (P<0,05) no PCV, na concentração de hemoglobina e no total de hemácias após a infeção indica anemia, que é uma caraterística cardinal da tripanossomíase em animais (Kobayashi *et al.*,1976; Katunguka-Rwakishaya *et al.*,1992; Anosa *et al.*, 1997a e Taylor *et al.*, 2004) (Figuras 4, 5 e 6). A descida dos valores dos glóbulos vermelhos nos grupos infectados observada neste estudo (quadro 8) é consistente com as conclusões de Ezeokonkwo (1997); Obidike *et al.* (2005); Abenga *et al.*, (2004); Anene *et al.* (2006); Akpa *et al.* (2008) e Ezeokonkwo *et al.* (2010). A literatura refere que muitos factores são responsáveis pela anemia na tripanossomíase dos animais (Akpa *et al.*, 2008). Os factores incluem uma depressão da eritropoiese (Andrianarivo *et al.*, 1995), mecanismos imunológicos e eritrofagocitose (Taylor e Authie, 2004), factores hemolíticos como os ácidos gordos livres de 14-20 átomos de carbono (Authie e Pobel, 1990), distúrbios da coagulação (Murray e Dexer, 1988), aumento do volume plasmático e hemodiluição (Taylor e Authie, 2004). Anteriormente, Manson-Bahr (1931) afirmou que a anemia resulta da exaustão das células estaminais pluripotentes limitadas da medula óssea devido aos ataques dos parasitas no sangue. Ezeokonkwo *et al.* (2010) também opinaram que a danificação dos glóbulos vermelhos prematuros no baço contribui para o estado anémico. Foi demonstrado que a gravidade da anemia depende do nível e da duração da parasitemia em bovinos N'dama e Zebu infectados com *Trypanosoma congolense* e *Trypanosome brucei* (Dargie *et al.*, 1979). Isto é corroborado no presente trabalho, em que os cães infectados com *T. congolense* que manifestaram uma infeção crónica com parasitemia prolongada (Tabela 1) apresentaram uma diminuição mais grave do PCV, da concentração de hemoglobina e do total de hemácias (Tabelas 6, 7 e 8) do que a infeção por *T. brucei*, mas discorda de Anene *et al.* (1989b), que afirmaram que a infeção por *T. brucei* causa uma depressão mais grave dos valores de PCV e hemoglobina do que a infeção por *T. congolense*. As diferenças significativas observadas entre os animais com infecções únicas de *T. congolense* ou *T. brucei* e os animais com infecções mistas de *T. congolense* e *T. brucei* podem dever-se ao número de parasitas utilizados para infetar esses animais, uma vez que o *T. brucei* predominou no grupo, ou podem dever-se à variação das espécies de *tripanossomas*.

Após o tratamento, todos os grupos infectados recuperaram da anemia resultante da infeção e o seu volume de células concentradas e a concentração de hemoglobina foram comparados favoravelmente com os do controlo não infetado. Isto está de acordo com Akpa *et al.* (2008), que referiram que a administração de tripanocida (aceturato de diminazeno) reverteu eficazmente a depressão no PCV, na concentração de Hb e na contagem total de hemácias para valores normais. Esta inversão deve ter sido provocada pela eliminação dos parasitas do sangue dos cães infectados pelo tripanocida. Isto é corroborado pela constatação de Mbaya *et al.* (2009) de que os valores de

PCV, RBC e Hb de Gazeles vermelhos infectados com *T. brucei* diminuíram acentuadamente em períodos de parasitemia elevada, mas mantiveram uma diminuição gradual durante o período de parasitemia baixa.

A redução da contagem total de glóbulos brancos (leucopenia) nos cães infectados (Fig. 7 e Quadro 9) implica que as infecções causaram um efeito imunossupressor nos cães infectados, deixando-os com um mecanismo de defesa deficiente (Akpa *et al.*, 2008). A depressão imunitária na tripanossomíase é uma caraterística bem reconhecida e bem estudada da tripanossomíase em animais de criação, humanos e roedores. Conduz, entre outras coisas, a uma capacidade reduzida de montar uma resposta imunitária humoral primária. O resultado final é que o hospedeiro imunocomprometido pode ser menos capaz de controlar o agente patogénico infetante, controlar outras doenças concomitantes ou responder normalmente aos regimes de vacinação (Ezeokonkwo *et al.*, 2010). A leucopenia pode ser devida à pancitopenia que ocorre frequentemente na tripanossomíase (Anosa *et al.*, 1997a). Isto deve-se provavelmente a respostas inadequadas ou à diminuição da estimulação da medula óssea durante a tripanossomíase (Akpa *et al.*, 2008).

A leucopenia observada neste trabalho entre os grupos infectados está em conformidade com as conclusões de Omamegbe e Uche (1985), Anika *et al.* (1987) e Anene *et al.* (1989), mas contrasta com as conclusões de Kaggwa *et al.* (1984), Onyeyili e Anika (1989), que observaram leucocitose em cães infectados com *T. brucei*. A leucopenia observada neste estudo estava associada tanto a neutropenia como a linfopenia em todos os grupos infectados (Quadros 10 e 11), à semelhança dos resultados de Esievo e Saror (1991) em bovinos zebuínos infectados com *Trypanosoma vivax*. Foi sugerido que um aumento dos antigénios do tripanossoma e da neuraminidase nos bovinos infectados nesta altura pode ter um efeito sobre os leucócitos periféricos (Esievo e Saror (1991).

A leucocitose precoce observada no grupo infetado com *T. congolense* neste trabalho (Fig. 7) foi associada tanto à neutrofilia (Fig. 8) como à eosinofilia (Fig. 10), uma vez que não se registaram alterações significativas no número absoluto de monócitos (Fig. 11). Isto está em contraste com Omamegbe e Uche (1985) e Anene *et al.* (1989b), que relataram uma neutropenia persistente em cães infectados com *T. congolense* e a presença de uma contagem elevada de monócitos e de contagens bastante progressivas de eosinófilos em infecções com *T. congolense* e *T. brucei*, mas concorda parcialmente com Kaggwa *et al.* (1984), que também observaram neutrofilia persistente em animais infectados com *T. brucei*.

É interessante notar que só houve leucocitose nos cães que foram apenas vacinados. Isto pode ser porque quando o antigénio vacinal ganha acesso ao corpo do cão, há uma estimulação imunológica do sistema linfoide. Os nódulos linfáticos estão estrategicamente localizados para proteger as entradas do portal no corpo. Um corpo estranho acabará por chegar à circulação e será filtrado através dos gânglios linfáticos ou do baço. Nos gânglios linfáticos, os glóbulos brancos, chamados macrófagos, envolvem e degradam o agente estranho e acabam por expor os antigénios. O sistema imunitário responde então aos antigénios de duas formas. Os linfócitos B têm proteínas na sua superfície que se ligam aos antigénios. A ligação, por sua vez, ativa o linfócito B para amadurecer e transformar-se num plasmócito que se multiplica e depois é libertado na circulação sanguínea. Uma vez em circulação pelo corpo, os plasmócitos sintetizam e segregam anticorpos específicos que visam e destroem todos os invasores que apresentem esse antigénio específico. Uma vez destruído o material infecioso, o linfócito B maduro, ou plasmócito, permanece em circulação como uma "célula de memória". Se o corpo for novamente invadido pelo mesmo agente estranho, a célula de memória produz anticorpos contra o antigénio tão rapidamente que o agente infecioso não tem oportunidade de se multiplicar e produzir sintomas de infeção no cão.

Para além dos linfócitos B, o sistema imunitário é composto por outro tipo de células que podem reconhecer e ligar-se a antigénios. No entanto, estas células não segregam anticorpos. Em vez disso, os linfócitos T têm na sua superfície proteínas chamadas receptores de células T que podem ligar-se ao antigénio. Além disso, estas células imunitárias libertam determinados factores biológicos que atraem os macrófagos para a área da infeção. Existem três tipos de células T envolvidas na imunidade: as células T citotóxicas ou assassinas ligam-se e destroem outras células que apresentam antigénios na sua superfície; as células T auxiliares que ajudam as células B a estimular o crescimento e a secreção de anticorpos; e as células T supressoras que reduzem a atividade das células B, desempenhando assim um papel na redução da possibilidade de uma resposta autoimune (Pamela, 2002).

Os resultados obtidos neste estudo demonstraram que os cães vacinados contra o CPV utilizando a vacina combinada contra o CPV disponível no mercado produziram títulos de anticorpos protectores, ao passo que os cães infectados com parasitas tripanossomas não conseguiram obter uma resposta imunitária humoral forte à vacinação contra o CPV (Fig. 12 e Quadro 14). Isto foi evidente pelo baixo título de anticorpos IgG apresentado no estudo.

Na Nigéria, o CPV é endémico e causa doenças clinicamente importantes em cães, associadas a elevadas taxas de mortalidade e morbilidade (Abdullahi, 1979). A investigação do estado imunitário dos cães após a vacinação contra o parvovírus, utilizando procedimentos padrão como a inibição da hemaglutinação (HI), a seroneutralização (SN) e o anticorpo imunofluorescente (IFA), não tem sido praticável na Nigéria, tendo em conta o custo e outras limitações associadas a estes testes (como pessoal treinado, restrições de tempo e falta de um antigénio específico), como tem sido o caso mesmo em alguns países avançados do mundo (Waner *et al.*, 1996; Waner *et al.*, 1998; Waner *et al.*, 2004). Assim, a utilização de uma técnica rápida de ELISA em immunoblot na clínica para a análise semi-quantitativa dos títulos de anticorpos contra o CPV constitui uma solução viável para esta limitação. Esta técnica tem sido utilizada para avaliar a resposta de anticorpos dos cachorros após a vacinação primária e a persistência de títulos de anticorpos séricos contra doenças infecciosas específicas em cães adultos (Naveh *et al.*, 1995; Waner *et al.*, 1996; Tizzard e Yawie, 1998; Waner, 2002; Waner *et al.*, 2003; Waner *et al.*, 2006).

Um kit de teste immunocomb® para parvovírus IgG utilizando o método Immunoblot Enzyme-linked Immunosorbent Assay (ELISA) foi utilizado para a avaliação de anticorpos IgG contra o parvovírus canino (CPV) em soros de cães. Os resultados do teste são normalmente expressos em unidades "S" numa escala de 0 a 6 (Biogal, 2014). Pontuações de 3 e superiores são consistentes com um nível protetor de anticorpos. Assim, para cães com pontuações de 3 ou superiores, a revacinação não é necessária. De acordo com (Biogal, 2014), a especificidade e a sensibilidade para o CPV são de 100% e 97%, respetivamente. A partir dos resultados do presente estudo, o nível de anticorpos protectores contra o CPV foi atingido 3 semanas após a vacinação nos cães de controlo não infectados. Embora os grupos infectados tenham apresentado um aumento da imunidade humoral contra o parvovírus, a produção de anticorpos foi inferior aos níveis de proteção. O baixo título de anticorpos contra o parvovírus registado neste estudo entre os grupos infectados com tripanossomas significa imunossupressão e está de acordo com Rurangirwa *et al.* (1979 e 1983) e Bajyana-Songa *et al.* (1987) que registaram uma profunda supressão das respostas imunitárias do hospedeiro a antigénios heterólogos em animais infectados com tripanossomas. Anene *et al.* (1989) e Phan *et al.* (1996) também demonstraram que a tripanossomíase pode diminuir a resposta imunitária à vacinação. Embora os grupos infectados tenham mostrado um aumento da imunidade contra o parvovírus, a imunidade não foi suficiente para proteger os cães em comparação com o grupo não infetado.

O nível do título de IgG aumentou significativamente após a revacinação em todo o grupo vacinado, como é evidente pelo aumento do valor S (Fig. 12). Isto pode dever-se ao facto de o sistema imunitário reconhecer o agente como estranho e, num curto espaço de tempo, iniciar uma série de reacções que acabam por destruir o invasor. Uma vez que o sistema imunitário demora algum tempo a lançar a sua defesa, os primeiros invasores produzem normalmente sintomas de doença, cuja gravidade depende da extensão da exposição e da invasividade do antigénio. No entanto, uma vez destruídos os invasores da primeira vez, se esse antigénio específico tentar invadir mais tarde (revacinação), a resposta imunitária ocorrerá muito mais rapidamente e o organismo apresentará poucos ou nenhuns sintomas antes de o agente ser destruído (Pamela, 2002).

Embora não tenha havido diferença significativa no título médio de anticorpos entre os grupos infectados, o nível de anticorpos no grupo infetado com *T. congolense* foi mais elevado. Isto pode dever-se ao facto de os tripanossomas, especialmente *o T. brucei*, se disseminarem para vários tecidos e órgãos do corpo a partir do sangue, enquanto outras espécies, como o *T. congolense,* permanecem nos vasos sanguíneos (Losos, 1986; Abubakar *et al.,* 2005; Mario *et al.,* 1997). No entanto, observou-se que *o T. congolense* pode invadir os tecidos em determinadas condições (Adah *et al.,* 1992). Por conseguinte, *o T. brucei* causou mais imunossupressão do que o *T. congolense.*

CONCLUSÃO E RECOMENDAÇÕES

A partir deste estudo, concluímos que a tripanossomose canina afecta a resposta imunitária à vacinação contra o parvovírus, diminuindo o título de anticorpos IgG. A redução da resposta imunitária à vacinação foi parcialmente dependente das espécies de tripanossomas utilizadas na infeção. Embora não tenha havido diferença significativa, os cães infectados com *T. brucei* estavam mais imunossuprimidos do que os do grupo infetado com *T. congolense* e do grupo misto. Mais ainda, a leucopenia e a linfopenia associada apoiam a resposta imunitária humoral deprimida nos cães infectados com tripanossomíase canina. Além disso, a revacinação com a vacina parvoviral aumenta a imunidade contra o parvovírus.

Por conseguinte, recomendamos que os cães vacinados enquanto incubam a tripanossomíase sejam testados utilizando o ensaio ELISA em immunoblot para a deteção rápida de IgG do CPV. Nos casos em que o título de anticorpos IgG é baixo em cães previamente vacinados, torna-se necessária a revacinação.

Apesar da eficácia desta vacina em proporcionar imunidade pós-vacinação nos cães não infectados, tal como confirmado neste estudo, continuamos a recomendar que sejam envidados esforços pelas partes interessadas relevantes, como as universidades, institutos de investigação, ONG e outras agências governamentais, no sentido de financiar e intensificar a investigação sobre o desenvolvimento de vacinas vivas modificadas monovalentes ou multivalentes locais para animais de companhia na Nigéria. Isto contribuirá grandemente para o fornecimento de vacinas de melhor qualidade desenvolvidas a partir de estirpes locais de agentes infecciosos e para evitar problemas normalmente associados à manutenção de cadeias de frio, tais como manuseamento deficiente, instalações de armazenamento defeituosas e fornecimento inconsistente de energia, que são fenomenais nos países menos desenvolvidos. O resultado final seria, por conseguinte, uma melhoria da saúde geral dos animais.

REFERÊNCIAS

Abdullahi, S.U. (1979). Distemper in Nigerian dogs and it's differentiation from rabies. *Journal Small Animal Practice* 20: 239-242.

Abenga, J. N., Ezebuiro, C. O., Kehinder, D., Fajinmi, A. O. e Samdi, S. (2005b). Estudos sobre anemia em cachorros locais nigerianos infectados com *Trypanosoma congolense*. Instituto Nigeriano de Investigação da Tripanossomíase, Kaduna, Nigéria. *VETERINARSKI ARCHIV,* 75(2):65-174.

Abenga, J.N. e Lawal I.A., (2005). Papel implicante do hospedeiro reservatório animal no ressurgimento da tripanossomíase da Gâmbia (Doença do Sono). *Revista Africana de Biotecnologia,* 4(1).

Abenga, J.N., David K., Ezebuiro, C.O.G. e Lawani, F.A.G. (2005a). Observação sobre a tolerância de cães jovens (cachorros) à infeção por *Typanosoma congolense*. *Jornal Africano de Microbiologia Clínica e Experimental,* 6 (1): 28-33.

Abenga, J.N., Ewenzor, F.N.C., Lawani, F.A.G., Ezebuiro, C., Sule, J. e David, K.M. (2002). Prevalência da tripanossomíase em bovinos comerciais aquando do abate no Estado de Kaduna, Nigéria. *Journal of Parasitology,* 23:107-110.

Abenga, J.N; Enwezor, F.N.C Lawani, F.A.G; Osue, H.U; Ikemereh, E.C.D. (2004). Prevalência de tripanossomas em bovinos na zona de Lere, no Estado de Kaduna, no centro-norte da Nigéria. *Revue d Elevage et de Medecine Veterinaire des Pays Tropicaux (Paris).* 57. 45-48.

Abubakar, A., Iliyasu, B., Yusuf, A.B., Igweh, A.C., Onyekwelu, N.A., Shamaki, B.A., Afolayan, D.O. e Ogbadoyi, E.O. (2005). Efeitos antitripanosomais e hematológicos de plantas medicinais nigerianas selecionadas em ratos Wistar. *Biokemistri,* 17:95-99.

Adah, M.I., Otesile, E.B. e Joshua, R.A. (1992). Alterações nos níveis de transaminases em cabras infectadas experimentalmente com *T. congolense. Revue d Elevage et de Medecine Veterinaire des Pays Tropicaux (Paris),* 45(3-4):284-286.

Adejoke, I.C. (2005). Prevalência de helmintas parasitas intestinais de cães em Lagos, Nigéria. *Jornal paquistanês de investigação científica e industrial*, 48(4): 279-283

Adeniji, K.O. (1993). Controlo e distribuição do gado ruminante em África. *World Review in Animal Production*, 28 (2): 2 5 - 3 2.

Adeyemi, O.S., Akanji, M.A. e Oguntoye, S. (2009). Extrato etanólico de folhas de *Pisiumguajava*: Atividade fitoquímica e tripanocida em ratos infectados com *Trypanosoma brucei brucei*. *Revista de Plantas Medicinais Investigação*, 3(5): 420-423.

Afewerk, Y., Clausen, P. H., Abebe, G., Tilahun, G., e Mehlitz, D. (2000). Populações de Trypanosoma congo-lense resistentes a múltiplos fármacos em gado de aldeia do distrito de Metekel, noroeste da Etiópia. *Ata Tropica*. 76,231-238.

Ahmed, A.B. (2007). Elevadas infecções por tripanossomas em *Glossina palpalis palpalis* Robineau-Desvoidy 1830 no sul do Estado de Kaduna, Nigéria. *Science World Journal*, 2-2.

Ainanshe, O.A., Jennings, F.W., e Holmes, P.H. (1992). Isolamento de estirpes resistentes a medicamentos de *Trypanosoma congolense* da região de Shabelle inferior do sul de Somália. *Tropical Animal Health Production*, 24:65-73.

Akpa, P.O., Ezeokonkwo, R.C, Eze, C.A. e Anene, B.M. (2008). Avaliação comparativa da eficácia do isetionato de pentamidina e do diminazeno em cães. *Veterinary parasitology*, 151: 139-149.

Alicia, N.A., Adriana, N.A. e Miguel, A.P. (1999). Deteção de partículas virais em fezes de cães jovens e sua relação com sinais clínicos. *Revista de Microbiologia*, 30:237241.

Amole, B.O., Clarkson, J.R. e Shear, H.L. (1982). Patogénese da anemia em ratos infectados com Trypanosoma brucei. *Infectious Immununology*, 36(3):1060 -1068.

Amora, S.S.A. (2004). Epidemiologia da leishmaniose e tripanossomiase canina no município de Mossoró (Dissertação de mestrado). Fortaleza: faculdade de Veterinaria da Universidade Estadual do caeara, 90.

Andrade, Z.A., Andrade, S.G., Sadigurski, M., Wenthold, R.J., Hilbert, S. e Law Ferrans, V.J. (1997). A fase intermediária da doença de chagas: caraterização ultra-estrutural das alterações cardíacas no modelo canino. *American Journal of Tropical Medicine,* 57:328-336.

Andrianarivo, A.G., Muiya, P., Opollo, M. e Logan-Henry, L.L. (1995). *Trypanosoma congolense*: efeitos comparativos de uma infeção primária em células progenitoras da medula óssea de bovinos N'dama e Boran. *Experimental Parasitology,* 80:407-418.

Anene, B.M e Ezekwe, A.G. (1995). Trypanosomiasis in intensively reared muturu calves in Nigeria: *Topical Animal Health and Production,* 27:229-230.

Anene, B.M. e Omamegbe, J.O. (1987). Doenças comuns dos cães na Nigéria. *Zariya Veterina,* 4:11-18.

Anene, B.M., (1997). Resistência a drogas e quimioterapia na tripanossomíase canina. *Tese de Doutoramento.*

Universidade da Nigéria Nsukka.

Anene, B.M., Chukwu, C.C e Anika, S.M. (1989a). Imunossupressão da resposta imunitária humoral na tripanossomíase canina. *Microbios Let,* 40:37-46.

Anene, B.M., Ezeokonkwo, R.C., Mmesirionye, T.I., Tettey, J.N.A., Brock, J.M., Barrett, M.P. e De Koning, H.P. (2006). Uma estirpe de trypanosome brucei resistente ao diminazene isolada de um cão é resistente à pentamidina em ratos albinos infectados experimentalmente. *Parasitology,* 132:127-133.

Anene, B.M., Kene, R.O.C. e Omamegbe, J.O. (1989b). Surdez clínica asosicada com recidiva. Infeção por *Trypanosome brucei* num cão. Um relato de caso, *Zaria Veterinary,* 4:141-144.

Anene, B.M., Ognuanya, C.E., Mbah, E.S. e Ezeokonkwo, R.C. (1999). Ensaio preliminar de eficácia de Cymelarsen em cães e ratos artificialmente infectados com *trypanosome brucei* isolado de cães na Nigéria. *Revue d Elevage et de Medecine Veterinaire des Pays Tropicaux (Paris)* 52 (2):123-128.

Anene, B.M., Onah, D.N. e Nawa, Y. (2001). Resistência a medicamentos em tripanossomas africanos patogénicos, que esperanças para o futuro? *Veterinary Parasitology*, 96:83-100.

Anika, S.M. e Onyeyili, P.A. (1989). Efeitos da infeção tripanossómica na farmacocinética do aceturato de diminazeno em cães. *Tropical medicine and Parasitology*, 40:229-230.

Anika, S.M., Shetty, S.N., Asuzu, I.U. e Chime, A.B. (1987). Efeitos de alguns tripanocidas e agentes anti-inflamatórios na infeção experimental por *Trypanosoma brucei* em ratos.

Zariya Veterinária, 2:14- 19.

Annette, K.M., Erick, A., Sheldon, E.L, Harry, R.H. e Christiane, M.L. (2006). Diagnóstico serológico do *Trypanosoma cruzi*;: avaliação de três imunoensaios enzimáticos e de um ensaio imunofluorescente indireto. *Jornal de Microbiologia Médica*, 55:171-178.

Anosa, V.O., Logan-Henfrey, L.L. e Wells, C.W. (1997a). The heamatology of *Trypanosome congolense* infection in cattle, 1. Sequential cytomorphological change in the blood and bone marrow of Boran cattle comparative Heamatology international 7,14-21.

Appel, M.J.G., Scott, F.W. e Carmichael, L.E. (1979). Isolamento e estudos de imunização de um parvo canino semelhante ao de cães com enterite hemorrágica. *Registos Veterinários*, 105:156159.

Aqinos, L.P.C.T. (2007). Importancia da infeccao por trypanosomaa evansi em caes no Brasil; http://www.fav.br/programasinst/reristas/revistas 2007/veterinaria/importancia da infeccao.pdf.

Aquinos, L.P.C.T. (1997). Aspectos clinicos, imunologicos patologicos da infeccao experimental em caes por trypanosome evansi.(Tese de mestrado). Jaboticabal: faculdade de ciencias Agrariase Veterinarias da Universidade Estadual Paulista. 93 p.

Aquinos, L.P.C.T., Machado, R,Z., Alessi, A.C., Santana, A.E., Castro, M.B., Marques, L.C. e Malheirus, E.B. (2002). Aspectos hematológicos, bioquímicos e anatomopatológicos da infeção experimental por *Trypanosoma evansi* em cães. *Zootecnia Médico-Veterinária Argentina-Brasileira*, 55(1):8-18.

Authie E., Duvallet G., Robertson C. & Williams D.J.L. (1993a). Respostas de anticorpos a um

33

kDa cisteína protease de *Trypanosoma congolense:* Relação com a tripanotolerância em bovinos. *Parasite Immunology,* 15:465-474.

Authie, E. e Pobel, T. (1990). Atividade do complemento hemolítico sérico e níveis de C3 em tripanossomíases bovinas em condições naturais de desafio - indicações precoces de suscetibilidade à doença. *Veterinary Parasitology*, 35:43-59.

Authie, E., Muteti, D.K. e Williams, D.J.L. (1993b). Respostas de anticorpos a antigénios invariantes de *Trypanosoma congolense* em bovinos com diferentes susceptibilidades à tripanossomíase. *Parasite Immunology,* 15:101-111.

Bacchi, C.J. (1993). Resistência a medicamentos clínicos em tripanossomas africanos. *Parasitology Today,* 9:190-193.

Bailey, J.W. e Smith, D.H. (1992). A utilização da técnica QBC de laranja de acridina no diagnóstico da tripanossomíase africana. *Transacções da Sociedade Real de Medicina Tropical e Higiene (Londres).* 86:630.

Bajyana-Songa, E., Hamers-Casterman, C., Hamers, R., Pholpark, M., Pholpark, S., Leidl, K., Tangchaitrong, S., Chaichanopoonpol, I.I., Vitorakool, C. e Thirapatsakum, T. (1987). Utilização do teste de aglutinação em cartão (Testryp Catt) para a deteção da infeção por *T. evansi*: Testes em condições de campo na Tailândia. *Annales de la Societe Belge de Medecine Tropicale (Antwerpen),* 67:137-148.

Baracos, V.E., Whitmore, W.T. e Gale, R. (1987). The metaolic cost of fever. *Canadian Journal of Physiological and pharmacology,* 65(6): 1248-1254.

Baral, T.N. (2010). Imunobiologia dos tripanossomas africanos (artigo revisto): Necessidade de Intervenções Alternativas. *Jornal de Biomedicina e Biotecnologia:* BioMed Research International, Hindawi Publishing Corporation,1-24.

Barbet, A.F. e McGuire, T.C. (1982). Purificação de glicoproteínas de superfície variável *de Trypanosoma brucei:* análise da degradação que ocorre durante o isolamento. *Parasitology,* 85:511522.

Barker, I.K., Van Dreumel, A.A. and Palmer, N. (1993).The alimentary system and pathology of domestic animals. *Jubb, K.V., Keneddy, P.C & Palmer, N.eds,* San Diego Academic Press, 2:475-84.

Barr, S.C., Gossett, K.A. e Klei, T.R. (1991). Observações clínicas, clinicopatológicas e parasitológicas da tripanossomíase em cães infectados com isolados norte-americanos de *Trypanosoma cruzi. American Journal Veterinary Research,* 52 (6):954-960.

Barrett, M.P. (2001). A possible veterinary link to drug resistance in human African trypanosomiasis. *Lancet,* 358:603-604.

Barrett, M.P., Barros, J.H.S., Almeida, A.B.P.F., Figueiredo, F.B., Sousa, V.R.F., Fagundes, A., Pinto, A.G.S., Batista, C, e Madeira, M.F. (2012). Ocorrência de *Trypanosoma caninum* em áreas de sobreposição com leishmaniose no Brasil: Qual o real impacto do controle da leishmaniose canina? *Transactions of the Royal Society of Tropical Medicine and Hygiene (Londres),* 106(7):419-423.

Barry, J.D. e McCulloch, R. (2001). Variação antigénica nos tripanossomas: maior variação fenotípica num parasita eucariótico. *Parasitologia Avançada,* 49: 1-70.

Basso, B., Castro, I., Introini, V., Gil, P., Truyens, C. e Moretti, E. (2007).A vacinação com *Trypanosoma rangeli* reduz a infecciosidade de cães infectados experimentalmente com *Trypanosoma cruzi. Vaccine,* 25(19):3855-3858.

Belsare, A.V. e Gompper, M.E. (2014). Avaliação dos parâmetros demográficos e epidemiológicos na Índia durante as campanhas de vacinação em massa. *Medicina Veterinária Preventiva*, 33(58):1-8.

Benca, R.J.J., Quintas, J.F., Kearney, P.M.F, e Schreiber, H. (1980). Studies on phosphorylcholine-specific T cell idiotypes and idiotype specific immunity. *Molecular Immunology*, 17:823.

Bengaly, Z., Sidibe, I., Ganaba, R., Desquesnes, M., Boly, H, e Sawadogo, L. (2002). Patogenicidade comparativa de três tipos geneticamente distintos de *Trypanosoma congolense* em bovinos: observações clínicas e alterações hematológicas. *Veterinary Parasitiology*, 108(1):1-19.

Berns, K.I. (1990). Parvoviridae e a sua replicação. *Virologia*, 2:1743-63.

Bevan, E.W. (1913). Preliminary notes on a trypanosome causing disease in man and animal in the Sebungwe district of Southern Rhodesia. *Journal of Tropical Medicine and Hygiene*, 16:113-117.

Bin, L.N., Marchwicki, R.H. e Stephenson, E.H. (1980). Estabelecimento de uma linha celular canina: derivação, caraterização e espetro viral. *American Journal of Veterinary Research*, 41:855-860.

Bingle, L. E. H., Eastlake, J.L., Bailey, M. e Gibson, W. C. (2001). A novel GFP approach for the analysis of genetic exchange in trypanosomes allowing the in situ detection of mating events, *Microbiology*, 147(12):3231-3240.

Binn, L. N., Lazar, B.C., Eddy, G.A. e Kajima, M. (1970). Recuperação e caraterização de um vírus minúsculo de caninos. *Infection and Immunity*, 1:503-508.

Informações sobre o produto Biogal (2014). Immunocomb® Kit de Teste de Anticorpos VacciCheckIgG Canino.

BioGal- Galed Labs, Kibbutz Galed, 19240, Isreal. Sítio Web: www.biogal.co.il

Blood, D.C., Radostits, O.M. e Gay, C.C. (1994). Veterinary Medicine. A Textbook of Diseases of Cattle, Sheep, Pigs, Goats and Horses, 8th ed. *Bailliere Tindall, Londres* 1212-1218.

Bock, R.E, e De Vos, A.J. (2001). Imunidade após a utilização da vacina contra a febre da carraça australiana: uma revisão das provas. *Australian Veterinary Journal,* 79:832-839.

Borowy, N.K., Sternberg, J.M., Schreiber, D., Nonnengasser, C. e Overath, P. (1990). Os macrófagos supressores que ocorrem na infeção murina por *Trypanosoma brucei* inibem as respostas das células T *in vivo* e *in vitro. Parasite Immunology.*12: 233-246.

Borst, P., Fase-Fowler, F., e Gibson, W. C. (1987). DNA do cinetoplasto de *Trypanosoma evansi. Molecular and Biochemical Parasitology,* 23(1):31-38.

Bray, P.G. Barrett, M.P., Ward, S.A. e De Koning, H.P. (2003). Captação de pentamidina e resistência em protozoários patogénicos: passado, presente e futuro. *Trends Parasitology,* 19(5):232-239.

Brown, C.G.D. Hunter, A.G. e Luckins, A.G. (1990). Disease caused by Protozoa in Hand book of Animal Diseases in the Tropics. *Sewell, M.M.H. Brocklesby, D.W. (Eds.) Fourth ed. Bailliere Tindall, London,* 3-8.

Brun, R., Hecker, H. e Lun, Z.R. (1998). *Trypanosoma evansi* e *T. equiperdum*: distribuição, biologia, tratamento e relação filogenética (uma revisão)," *Veterinary Parasitology,* 79(2):95-107.

Brunner, C.J. e Swango, L.J. (1985). Infeção por parvovírus canino. Efeito no sistema imunitário e factores que predispõem a uma doença grave.

Comp. contin. Educ. Vet. Prac., 12:979-988.

Buonavoglia, C., Martella, V., Pratelli, A., Tempesta, M., Cavalli, A., Buonavoglia, D., Bozzo, G., Elia, G., Decaro, N. e Carmichael, L. (2001). Evidence for evolution of canine parvovirus type 2 in Italy. *Journal of General Virology,* 82:3021-3025.

Buonavoglia, C., Tollis, M., Buonovoglia, D. e Puccini, A. (1992). Resposta de cachorros com anticorpos derivados de materiais a vacinas vivas modificadas contra o parvovírus canino. *Comparative Immunology Microbiology. Infectious Diseases,* 15: 281-283.

Buonavoglia, D., Cavalli, A., Pratelli, A., Martella, V., Greco, G., Tempesta, M. e Buonavoglia, C. (2000). Antigenic analysis of canine parvovirus strains isolated in Italy (Análise antigénica de estirpes de parvovírus canino isoladas em Itália). *New microbiology*, 23:93-96.

Burchmore, R.J., Burtonboy, G., Coignoul, F., Pastoret, P.P. e Delferriere, N. (1979). Deteção de partículas virais na enterite hemorrágica canina por microscopia eletrónica. *Archives of virology*, 61:1-11.

Burtonboy, G., Coignoul, F., Pastoret, P.P. e Delferriere, N. (1979). Deteção de partículas virais na entrerite hemorrágica canina por microscopia eletrónica. *Archives of virology,* 61:111.

Caliari, E.R., Caliari, M.V., De Lana, M. e Tafuri, W.L. (1996). Estudos quantitativos e qualitativos dos plexos de Auerbach e Meissner do esôfago em cães inoculados com *Trypanosoma cruzi. Revista da Sociedade Brasileira de Medicina Tropical (Rio de Janeiro,)* 29:17-20.

Carmichael, L. E. (2005). Um relato histórico anotado do parvovírus canino. *Journal Veterinary Medicine B* 52:303-311.

Carmichael, L. E., Schlafler, D. H. e Hashimoto, A. (1994). Vírus minuto de caninos (MVC, parvovírus canino tipo 1): patogenicidade para cachorros e estimativa da seroprevalência. *Journal of Veterinary Diagnostic Investigation* 6, 165174.

Carmichael, L.E. (1994). Parvovírus canino tipo 2. Um agente patogénico em evolução nos cães. *Anais de Medicina Veterinária.* 135 (4): 590-464.

Carter, G.R. e Wise, D.J. (2006). Parvoviridae: A Concise Review of Veterinary

Virology.http://www.ivis.org/advances/carte/part2Chapter 9.

Castro, T.X., Miranda, S.C., Labarthe, N.V., Silva, L.E. e Cubel Garcia, R.C.N. (2007). Aspectos clínicos e epidemiológicos da enterite por parvovírus canino (CPV) no estado do Rio de Janeiro: 1995-2004. Arquivo Brasileiro de Medicina Veterinaria e Zootecnia, 59 (2):333-339.

Cavalli, A., Bozzo, G., Decaro, N., Tinelli, A., Aliberti, A. e Buonavoglia, D. (2001). Caracterização da estirpe de parvovírus canino isolada de um cão adulto. *New Microbiology*, 24:239-242.

Cavalli, A., Martella, V., Desario, C., Camero, M., Bellacicco, A.L., De Palo, P., Decaro, N., Elia, G. e Duonavoglia, C. (2008). Avaliação das relações antigénicas entre as variantes do parvovírus canino tipo 2. *Clinical and Vaccine Immunology,* 15(3):534-539.

Chalmers, W.S.K., Truyen, U., Greenwood, N.M e Baxendale, W. (1999). Efficacy of feline panleukopenia vaccine prevent infection with an isolate of CPV-2b obtained from cat. *Veterinary Microbiology,* 69:41-45.

Change, S.F., Sgro, J.Y. e Parrish, C.R. (1992). Múltiplos aminoácidos na estrutura do capsídeo do parvovírus canino determinam de forma coordenada a gama de hospedeiros caninos e as propriedades antigénicas e de hemaglutinação específicas. *Journal of Virology,* 66:6858-7567.

Chater, S. (2002). Controlo da tsé-tsé; os próximos 100 anos. Um relatório da reunião organizada pelo programa de saúde animal do DFIDC (Departamento para o Desenvolvimento Internacional) em setembro de 2002.

Chinchkar, S.R., Mohana, S.B., Haunmantha, R.N., Rangarajan, P.N., Thiagaraja, D. e Srinivasan, V.A. (2006). Análise das sequências do gene VP2 de isolados de provovírus canino na Índia. *Archives of Virology,*151(9):1881-1887.

Chitambo, H. e Arakawa, A. (1991). Efeito terapêutico do Berenil e do Samorin em ratos com quatro populações de tripanossomas isoladas de gado da Zâmbia. *Veterinary parasitology*, 39:43-52.

Chitambo, H. e Arakawa, A. (1992). *Trypanosoma congolense:* manifestação de resistência a Berenil e Samorin em tripanossomas clonados isolados de gado zambiano. *Jornal Internacional de Ciências Médicas*, 277:371-381

Chollom, S.C., Fyaktu, E.J., Okwori, A.E.J., Agada, G.O.A., Hashimu, G., Akele, R.Y., Voumangai, E.I., Dash, T. e Egah, D.Z. (2013). Deteção molecular do parvovírus canino em Jos, Nigéria. Jornal de medicina veterinária e saúde animal 5(2):57-59.

Christensen N.O., Nansen, P., Fagbemi, B.O. e Monrad, J. (1987). Interações heterólogas antagónicas e sinérgicas entre helmintos e entre helmintos e protozoários na infeção experimental simultânea do hospedeiro mamífero. *Parasitology Research*, 73:387-410.

Chukwu, C.C., Anene, B.M., Onuekwusi, K.O. e Anika, S.M. (1990). Recaída da infeção após quimioterapia em cães infectados experimentalmente com *Traypanosoma brucei Journal of*

Small Animal Practice, 31:41-44.

Clause, P.H., Sidibe, I., Kabore, I. e Bauer, B. (1992). Desenvolvimento de resistência múltipla a medicamentos de *Trypanosoma congolese* em bovinos zebuínos sob elevado desafio natural da mosca tsé-tsé na zona pastoril de Samorogouan, Burkina Faso. *Ata Tropica.* 51:3-4.

Clements, C.J., Gordon, L. e Lins, J. (2004).Tecnologias que tornam a administração de vacinas mais segura. *Vaccine.* 22: 2054-2058.

Codja, V., Majiva, P.A.O., Leak, S.G.A., Rowlands, G.J., Authie, E., D'heven, G.D.M. e Peregrine, A.S. (1993). Epidemiologia da tripanossomíase bovina no vale de Ghibe, Sudoeste da Etiópia. 3. Ocorrência de população de *Trypanosome congolese resistente a*

Diminazene, Isometamidium e Hamidium. *Ata Tropica,* 53:151-163.

Cohen, J.E. e Gurtler, R.E. (2001). Modelação da transmissão doméstica de tripanossomíase americana. *Science,* 2(4): 24-34.

Coles, E.H. (1986). Veterinary Clinical Pathology, terceira ed. *W.B. Saunders Company, Philadelphia,* 145-151.

Cubel Garcia, R.C.N., Pinto, A.M.V., Costa, A.P., Maciel, B.M., Oliveira, L.H.S., Nascimento, J.P., Santos, A.O., Castro, M.C.N., Willi L.M.V. e Labarthe, N.V. (2000). Infeção pelo parvovírus canino em filhotes com gastroenterite em Niterói, Rio de Janeiro, Brasil, no período de 1995-1997. *Revista Brasileira de Pesquisa Veterinária e Zootecnia.* 37(2):1413-9596.

CVBD, (2010).Doenças Caninas Transmitidas por Vectores.Tripanossomíase. 4th Simpósio Interno. Dargie, J.D., Murray, P.K., Murray, M. e Mcintyre, W.I.M. (1979). Os volumes de sangue e

Eritrocinética de bovinos N'Dama e Zebu infectados experimentalmente com *Trypanosoma brucei. Investigação em Ciências Veterinárias,* 26:245-247.

De Alwis, M.C.L. (1999). Septicemia Hemorrágica. Monografia No.57 Aciar. Camberra, Austrália,75.

De Souza, W. A. (1999). Breve revisão sobre a morfologia do T. cruzi: de 1909-1999. *Mem Inst Oswaldo Cruz,* 94(1):17-36.

De Waal, D. T. (1996). Vacinação contra a babesiose. *Ata. Parasitology Turcica.* 20: 487499.

De Ybanez, R.R., Vela, C., Cortes, E., Simarro, I. Casal, J.I. (1995). Identificação dos tipos de parvovírus canino que circulam em Espanha. *Registos Veterinários,* 136: 174-175.

Decaro, N., Campolo M., Desario, C., Elia, G. Martella, V., Lorusso, E. e Buonavoglia, C. (2005e). Anticorpos de origem materna em cachorros e proteção contra a infeção por parvovírus canino. *Biological*, 33:261-267.

Decaro, N., Desario, C., Campolo, M., Cavalli, A., Ricci, D., Martella, V., Tempesta, M., e Buonavoglia, C. (2004b). Imunidade lactogénica ao parvovírus canino em cachorros. *New microbiology*, 27: 375- 379.

Decaro, N., Desario, C., Campolo, M., Elia, G., Martella, V., Ricci, D., Lorusso, E. e Buonavoglia, C. (2005b). Achados clínicos e virológicos em cachorros naturalmente infectados por

parvovírus canino tipo 2 Glu-426 mutante. *Jornal de Diagnóstico Veterinário Investigação*, 17:133-138.

Decaro, N., Desario, C., Elia, G., Campolo, M., Lurosso, A., Mari, V., Martella, V. e Buonavoglia, C. (2006c). Ocorrências de gastroenterite grave em cachorros após a administração de vacinas contra o parvovírus canino: A Clinical and Diagnostis dilemma. *Vaccine*, 25:1161-1166.

Decaro, N., Desario, C., Miccolupo, A., Campolo, A., Parisi, A., Martella, V., Amorisco, F., Lucente, M.S., Narcisi, D., Scalia, P. e Buonavoglia, C. (2008). Análise genética dos vírus da panleucopénia felina de gatos com gastroenterite. *Journal of virology*, 89:22901166.

Decaro, N., Elia, G., Campolo, M., Desario, C., Lucente, M.S., Bellacicco, A.L. e Buonavoglia, C. (2005a). Novas abordagens para a caraterização molecular de estirpes de parvovírus canino tipo 2. *Journal of veterinary medicine B*, 52:316-319.

Decaro, N., Elia, G., Martella, V., Campolo, M., Desario, C., Camero, M., Cirone, F. e Lorusso, E.C. (2006b). Caracterização das variantes do parvovírus canino tipo 2 utilizando a tecnologia de sonda ligante de sulco menor. *Journal of Virology Diagnostic Methods*, 133:92-99.

Decaro, N., Elia, G., Martella, V., Desario, C., Campolo, M., Di Trani, L., Tarsitano, E.,

Tempesta, M. e Buonavoglia, C. (2005c). Um ensaio de PCR em tempo real para a deteção e quantificação rápidas do ADN do parvovírus canino tipo 2 nas fezes de cães. *Veterinary Microbiology,* 105:19-28.

Decaro, N., Martella, V., Desario, C., Bellacicco, A.L., Camero, M., Manna, L. e Duonavoglia, C. (2006a). Primeira deteção do parvovírus canino tipo 2c em cachorros com enterite hemorrágica em Espanha. *Journal of Veterinary Medicine B: Infectious Disease Veterinary Public Health, 53:468-472.*

Decaro, N., Pratelli, A., Campolo, M., Elia, G., Martella, V., Tempesta, M. e Buonavoglia, C. (2004a). Quantificação do ARN do coronavírus canino nas fezes de cães por TaqMan RT-PCR. *Journal of Virological Methods,* 119:145-150.

Desario, C., Decaro, N., Campolo, M., Cavalli, A., Cirone, F., Elia, G., Martella, V., Lorusso, E., Camero, M. e Buonavoglia, C. (2005). Infeção por parvovírus canino: que teste de diagnóstico para o vírus? *Journal of Virological Methods,* 126:179-185.

Desquenes, M., Beangaly, Z., Millogo, L., Meme, Y. e Sakande, H. (2001). A análise das reacções cruzadas que ocorrem em ELISA de anticorpos para a deteção de tripanossomas pode melhorar a identificação do parasita. *Veterinary Parasitology* 98(11): 45-53.

Desquesnes, M. (1997). Normalização internacional e regional de epreuves immuno-enzymatiques: methode, interets et limites. *Ciência e Revista Técnica do Gabinete Internacional das Epizootias (Paris),* 16: 809-823.

Desquesnes, M. e Dia, M.L. (2004). Transmissão mecânica de Trypanosoma vivax em bovinos pelo tabanídeo africano Atylotus fuscipes.*Veterinary Parasitology,* 119(1):9-19.

Dogonyaro, B. B. (2010). Caracterização molecular de estirpes de parvovírus canino de cães domésticos na África do Sul e na Nigéria. *Dissertação de mestrado,* 1-21.

Doyle, R.L. (2006). Eficacia de tres medicamentos no controle da infeccao experimental

por trypanosome evansi em ratos (Rattus norvegicus) linhagem wistar.(Dissertação de

mestrado). Santa Maria; Centro de Ciências Rurais da Universidade Federal desanta

maria. 40.

Duncan, O. D., (1966). Path analysis: sociological example. *American Journal of Sociology* 72:

1-16.

Eghafona, N. O., Jacob, J. e Yah, S. C. (2007). Avaliação da imunidade pós-vacinação contra a

esgana canina e o parvovírus na cidade de Benin, Nigéria. *African Journal of

Biotechnology,* 6(16):1898-1904

Ek-Konmmonen, C., Sihvonen, L., Pekkanen, K. e Rikula, U. (1997). Surto de esgana canina em

cães vacinados na Finlândia. *Registo Veterinário*, 141: 380-383.

Eloy, L.J., Lucheis, S.B. (2009). Tripanossomíase canina: etiologia da infeção e implicações para

a saúde pública. *Journal of Venom and Animal Toxins Inclusion in Tropcal Diseases.*

15(4):589-611.

Enwezor, F.N.C. e Lawal, A.I. (2003). The genetics of Trypanosomiasis in cattle: A Review.

Veterinário tropical. 21 : 55-60.

Ernest, E.W. (2009). Parvovírus canino: tópico de saúde dos animais de estimação em doenças

infecciosas no Michigan Ave Animal Hospital. *Pet focus, centrado no cliente animal*, 1-

2.

Esfandiari, J. e Klingeborn, B. (2000). Estudo comparativo de um novo teste rápido e de um só

passo para a deteção do parvovírus em fezes de cães, gatos e martas. *Journal of veterinary

medicine B infectious Disease Veterinary Public Health,* 47:145-153.

Esievo, K.A.N. e Saror, D. (1991). Immunochemistry and trypanosomiasis.*Veterinary Bulletin*,

61: 765 - 777.

Esievo, K.A.N. e Saror, D.I. (1991). Imunoquímica e imunopatologia da tripanossomíase animal. *Boletim Veterinário*, 61: 765-777.

Ettiger, S.J. e Feldman, E.C. (1995). Textbook of Veterinary Internal Medicine *4th ed. W.B. Saunders Company*. ISBN 0-7216-6795-3.

Ettinger S., Feldman F., Edward C., (1995). Textbook of Veterinary Internal Medicine (4th ed.). W.B. Saunders Company.

Ettinger, S.J. e Feldman, E.C. (2005). Livro didático de medicina interna veterinária. 6ª ed. *St. Louis (MO):Elsevier Saunders*, 646-647.

Eugster, A.K., Bendele, R.A e Jones, L.P. (1978). Infecções por parvovírus em cães. *Jornal da Associação Americana de Medicina Veterinária*, 173:1340-1341.

Eze, C.A., Ezeokonkwo, R.C., Egbuji, J.O. e Anene, B.M., (2006). Efeitos da castração no estabelecimento e tratamento da tripanossomíase com aceturato de diminazeno em ratos albinos. *Jornal Nigeriano de Biologia Experimental e Aplicada*, 7 (1):17-21.

Ezeibe, M.C.O., Nwaogu, I.C., Nwigwe, A.N., Okoroafor, O.N., Eze, J. I. e Ngene A.A (2010). Aluminium Magnesium silicante inibe o parvovírus e cura cães infectados. *Doi:10. 4236/health* 2 (10):1215-1271.

Ezeokonkwo, R.C. (1997). Estudos sobre infecções experimentais simples e mistas de *Trypanosoma brucei e Trypanosoma congolense* em coelhos. *Dissertação de Mestrado não publicada. Dissertação não publicada da U.N.N. Nigéria.* 152.

Ezeoko nkwo, R.C., Anene, B. M., Nwafor C.E., Tettey, J.N.A., Barett, M.P. e De Koning, H.P. (2004). A eficácia comparativa do isetionato de pentamidina e do cloreto de isometamidium no tratamento de casos recidivantes de tripanossoma brucei brucei em ratos albinos infectados experimentalmente. In: *Actas da 29th conferência da Sociedade Nigeriana de Produção Animal (NSAP),* Vol 29, Universidade Usman Dan Fodyo,

Sokoto, 21 -25^{stth} março, 200, 78-82.

Ezeokonkwo, R.C., Eze, I.O., Onunkwo, J.I. , Obi,P.O., Onyenwe, I.W. e Agu, W.E. (2010). Estudo hematológico comparativo da infeção única e mista de cães mestiços com *T. congolense* e *T. brucei brucei*. *Parasitologia veterinária*, 173: 48-54.

Farghaly, A.G. e Barakat, R.M. (1993). Prevalência, impacto e factores de risco da infeção por hepatite C. *Jornal da Associação Egípcia de Saúde Pública*, 68: 63-79.

Fairlamb, A.H., Carter, N. Cunningham, S.M., Smith, K., (1992). Caracterização de *Trypanosoma brucei brucei* resistente a Melarsen no que respeita à resistência cruzada a outros fármacos e ao metabolismo da tripanotiona. *Molecular Biomedical Parasitology*, 53: 213-222.

FAO. (1998). Guia de campo para o diagnóstico, tratamento e prevenção da TAA. Uilenberg,G. FAO, Roma.

Feldmann, U. e Hendrichs, J. (2001). Integração da técnica do inseto estéril como componente essencial da intervenção em toda a área da tsé-tsé e da tripanossomíase. *Série técnica e científica do PAAT 4OA /OMS /IAEA/OAU.*

Ferguson, M., Low, M. e Cross, G. (1985). Glycosyl-sn-1, 2-dimyristylphosphatidylinositol is covalently linked to *Trypanosoma brucei* variant surface glycoprotein. *Journal of Biology and Chemistry*, 260:14547-14555.

Fiennes, R. N. T. W. (1953). The therapeutic and prophylactic properties of antrycide in trypanosomiasis of cattle. *British Veterinary Journal*, 109:280-295.

Organização das Nações Unidas para a Alimentação e a Agricultura (2006). Informação sobre a tsé-tsé e a tripanossomíase: PAAT - Programa Contra a Tripanossomíase Africana Trypanosomiasis, editado por James Dargie, Bisamberg, Áustria, 29(2): 1-3.

Ford, R. B. (1988). Clinical signs and diagnosis in small animal practice using IgM and IgG rapid dot Elisa. *Journal of Israeli Veterinary Medical Association*, 59(1-2): 1215.

Franciscato, C., Lopes, S.T.A., Teixeira, M.M.G., Monteiro, S.G., Wolkmer, P. e Garmatz, B.C.

(2007). Cao naturalmente infetado por trypanosome evansi em santa maria, RS, Brasil. *Ciencia e Cultura* ., 37(1):288-291.

François, C., Louis, L., Pere, S., Veerle, L. e Philippe, B. (2005). Options for Field Diagnosis of Human African Trypanosomosis (Opções para o diagnóstico de campo da tripanossomíase humana africana). *Sociedade Americana de Microbiologistas*. 18 (1):133-146.

Gagnon, A.N. e Povey, R.C. (1979). Um possível parvovírus associado a uma gastroenterite epidémica de cães no Canadá. *Registo Veterinário,* 104:263-264.

Geerts, S. e Holmes, P.H. (1998): Drug Management and parasitic resistance in bovine trypanosomosis in African. *PAAT Technical and Scientific series,* Volume 1.Food Agriculture Organization of the United Nation, Rome.

Geerts, S., Holmes, P.H., Diall, O. e Eisler, M.C. (2001). Tripanossomíase bovina africana: o problema da resistência aos medicamentos. *Tendências da Parasitologia,* 17, 25-28.

Gibson, W. e Stevens, J. (1999). Genetic exchange in the trypanosomatidae," *Advances in Parasitology,* 43:1-46.

Gibson, W., Mihlitz, D., Lanham, S. e Godfrey, D.G. (1978). A identificação de Trypanosoma gambiense em porcos e cães da Libéria por isoenzima e por resistência ao plasma humano. *Tropenmedizin and Parasitologie,* 29:335-345.

Gibson, W.C., Stevens, J.R., Mwendia, C.M., Ngotho, J.N. e Ndung'u, J.M. (2001). Unravelling the phylogenetic relationships of African trypanosomes of suids. *Parasitology,* 122(6):625-31.

Glickman, L.T., Domanski, L.M. e Patronek, F.J. (1985). Breed-related risk factors for canine parvovirus enteritis. *Journal of the American Veterinary Medical Association,* 187:589594.

Goddard, A. e Leisewitz, A.L. (2010). Canine parvovirus. *Veterinary Clinics North AmericaSmall*

Gombac, M., Svara, T., Tadic, M. e Pogacnik, M. (2008). Estudo retrospetivo do parvovírus canino na Eslovénia. Relato de caso. *Slovenia Veterinary Research,* 45 (2):73-8.

Gow, A.H, Simpson, J.W. e Picozzi, K. (2007). Primeiro relato de tripanossomíase africana canina no Reino Unido. *Journal of Small Animal Practice,* 48(11):658-661.

Greenwood, B.M., Whittle, H.C. e Molyneux, D.H. (1973). Immunosuppression in Gambian trypanosomiasis. *Transactions of the Royal Society of Tropical Medicine and Hygiene,* 67(6):846-850.

Greenwood, N.M., Chalmers, W.S.K., Baxendale, W. e Thompson, H. (1995).Comparação de isolados de parvovírus canino por análise de enzimas de restrição e eficácia da vacina contra estirpes de campo. *Veterinary record,* 136: 63-67.

Grosskinsky C.M. e Askonas B.A. (1981). Macrófagos como células-alvo primárias e mediadores da disfunção imunitária na tripanossomíase africana. *Infectious Immunology,* 33, 149-155.

Grosskinsky, C.M., Ezekowitz, R.A., Berton, G., Gordon, S. e Askonas, B.A. (1983). Macrophage activation in murine African trypanosomiasis. *Infectious Immunology,* 39:1080-1086.

Grumbrell, R.C. (1979). Canine parvovirus infection in dogs. *New Zealand Veterinary Journal,* 27:113.

Gruszynski, A.E., DeMaster, A., Hooper, N.M., e Bangs, J.D. (2003). Surface coat remodeling during differentiation of *Trypanosoma brucei,*" *Journal of Biological Chemistry,* 278(27):24665-24672.

Enwezor, F. e Lawal, H. (2003). Observações hematológicas em cães infectados com *Trypanosoma brucei brucei* e *Trypanosoma congolense* e tratados com aceturato de diminazeno. *Zariya Veterinary,* 4: 11 - 18

Helmby, H., Kullberg, M. e Troye-Blomberg, M. (1998). Altered immune response in mice with concomitant schistosoma mansoni andplasmodium chabaudi infections. *Infection and Immunity*. 66: 5167-5174.

Herbert, W.J. e Lumsden, W.H. (1976). Trypanosoma brucei: um método rápido de "correspondência" para estimar a parasitemia do hospedeiro. *Experimental Parasitology*, 40(3):427-431.

Hoare. C. A. (1972). A classificação dos tripanossomas de mamíferos: *"Ergebnisse der Mikrobiologie Immunitatsforschung und Experimentellentherapie"* 39:43-57.

Hoelzer, K. e Parrish, C.R. (2010). O surgimento de parvovírus de carnívoros. *VeterinaryResearch*, 41: 39.

HogenEsch, M., Thompson, S., Dunham, A., Ceddiaand, M. e Hayek, M. (2004). Efeito da idade nos parâmetros imunitários e na resposta imunitária dos cães às vacinas: um estudo transversal. *Veterinary Immunology and Immunopathology*. 97: 77-85.

Holmes, P.H. e Scott, J.M. (1982). Chemotherapy against animal trypanosomiasis. Em Perspectives in Trypanosomiasis Research, Ed. J.R. Baker. *Actas do Vigésimo Primeiro Seminário sobre Tripanossomíase. Londres, 24 de setembro de 1981.* Letchworth, Research Studies Press. 59-69.

Holmes, P.H., Eisler, M.C. e Geerts, S. (2004). Quimioterapia atual da tripanossomíase animal. In: *the trypanosmiasis (Maudlin, I,Holmes, P.H and Miles, M.A)CAB publishing, London, United Kingdom*, 431-444.

Hong, C., Decaro, N. e Desario, C. (2007). Ocorrência do parvovírus canino tipo 2C nos Estados Unidos. *Journal of Veterinary Diagnostic Investigation*, 19:535-539

Hopkins, J.S., Chitambo, H., Machila, N., Luckins, A.G., Rae, P.F., Van den Bossche, P. e Eisler, M.C. (1998). Adaptação e validação do teste ELISA de captura de anticorpos utilizando manchas de sangue seco em papel de filtro, para inquéritos epidemiológicos da tripanossomíase transmitida por tsé-tsé em bovinos. *Medicina Veterinária Preventiva*

37:91-99.

Hoskins, D.J. (1998). Canine Viral Enteritis. *Infectious Diseases of the Dogs and Cats (Doenças Infecciosas dos Cães e Gatos). Greene, C.E. (2nd edn.),* 40-48.

Houston, D. M., Ribble, C. S. e Head, L. L. (1996). Factores de risco associados à enterite por parvovírus em cães: 283 casos (1982 - 1991). *Journal of American Veterinary Medical Association,* 208: 542- 594.

Hudson, K.M., Byner, C., Freeman, J. e Terry, R.J. (1976). Imunodepressão, níveis elevados de IgM e evasão da resposta imunitária na tripanossomíase murina. *Nature,* 264:256258.

Hunt, R.C. (2010). Parasitologia molecular: células eucarióticas de tripanossomas com uma maneira diferente de fazer as coisas. *Microbiologia e Imunologia em linha.*

Igbokwe, I.O., Esievo, K.A.N., Sararo, D.I e Obagiye, O.K. (1994) Increased susceptibility of erythrocytes to invitro perioxidationin acute *trypanosome brucei brucei* infection in mice. *VeterinaryParasitology,* 55: 27-286.

Ijagbone, I.F., Staak, C. e Reinhard, R. (1989). Fracionamento de antigénios de tripanossomas para o diagnóstico específico da espécie. *Veterinary Parasitology,* 32:293-299.

ILRAD (1990). Quimioterapia da tripanossomíase. *Relatório do Laboratório Internacional de Investigação Animal.* Nairobi, Quénia, 21-29.

Iwuala, O. E. M. e Alozie, C. C. (1980). Controlo de artrópodes vectores de doenças na Nigéria. *Boletim de Produção Animal em África,* 28: 197 - 213.

James, A.R. (1999). Mechanistic bases for adverse vaccine reactions and vaccine failures. *Advances in Veterinary Medicine,* 41:681-700.

James, A.R. (2007). Factores que influenciam a duração da imunidade da vacina. Em Actas da Conferência Veterinária da América do Norte. *Jornal da Associação Egípcia de Saúde*

Pública 68: 63-79.

Jeferies, A.R. e Blackmore, W.F. (1979). Myocarditis and enteritis in puppies associated with parvovirus. *Registo Veterinário*, 104: 221.

Jenni, L. Marti, S. e Schweizer, J (1986). Formação de híbridos entre tripanossomas africanos durante a transmissão cíclica, *Nature,* 322(6075):173-175, 1986.

Jennings, F.W., Urquhart, G.M., Murray, P.K., Miller, B.M. (1980). Combinações de Berenil e Nitroimidazol no tratamento de infecções por Trypanosoma brucei com envolvimento do sistema nervoso central. *International Journal of Parasitology,* 10:27-33.

Jimenez-Coello, M., Guzman-Marin, E., Ortega-Pacheco, A. e Acosta-Viana, K.Y. (2010). Inquérito serológico sobre tripanossomíase americana em cães e seus proprietários numa área urbana de Yucatan, México. *Doenças Emergentes Transfronteiriças,* 57 (1-2)33-36.

Jones, T.C., Hunt, R.D. e King, N.W. (1997). Doenças causadas por parvovírus e morbilivírus. *Veterinary pathology.* 6. ed. Baltimore : Lippincott Williams & Wilkins, 257-315.

Kaggwa, E., Munya, W.K. e Mugera, G.M. (1984). Patogenecidade do *Trypanosoma brucei brucei* em cães. *Bullietin of Animal Health and Production in Africa,* 32:360-368.

Kaggwa, E., Munya, W.K. e Mugera, G.M. (1988). Recaídas em cães experimentalmente infectados com *Trypanosoma brucei* e tratados com aceturato de diminazeno e cloreto de isometamidum. *Veterinary Parasitology,* 27:199-208.

Kahn, C.M. and Line, S. (2006).The Merck veterinary manual [online]. Whitehouse Station, NJ: Merck and Co; 2006. Tripanossomíase. Disponível em: http://www.merckvetmanual.com/mvm/index.jsp?cfile=htm/bc/10413.htm. Acedido em 29 de agosto de 2009.

Kalli, I., Leontides, L.S. e Mylonakis, M.E. (2010). Factores que afectam a ocorrência, a duração da hospitalização e o resultado final da infeção por parvovírus canino. *Investigação em Ciências Veterinárias* , 89:174-178.

Kalu, A.U. (1995). Estudos sobre o controlo quimioterapêutico da tripanossomíase animal na Nigéria. *Estudos e Investigação em Medicina Veterinária*, 3:82-92.

Kalu, A.U. (1996). Tripanossomíase aguda num rebanho sedentário no planalto de Jos, livre de tsé-tsé.

British Veterinary Journal, 150(4) : 477 - 479.

Kamalu, B.P. (1985). Canine parvovirus infection in Nigeria (Infeção por parvovírus canino na Nigéria). *Journal of Small Animal Practice, 26:*663-668.

Kamani, J., Weka, P. R. e Gbise, S.D. (2011). Causa parasitária de anemia em cães em Vom, Nigéria. *Revista Internacional de Ciências Agro-Veterinárias e Médicas.* 5(3): 283-289

Kapil, S., Cooper, E., Lamm, C., Murray, B., Rezabek, G.e Johnston. B. (2007). Parvovírus canino tipos 2c e 2b circulando em cães norte-americanos em 2006 e 2007. *Journal of Clinical microbiology,* 45:4044-4047.

Katherine, T. Edith, M.L.A. (2004). Patogénese da tripanossomíase animal. *Cuputer e Biosience International,* 331-350.

Katunguka-Rwakishaya, E., Murray, M., Holmes, P.H. (1992). A fisiopatologia da tripanossomíase ovina: Alterações hematológicas e bioquímicas do sangue. *Veterinary Parasitology,* 45:17-32.

Kelly, W.R. 1978. An enteric disease of dogs resembling feline panleukopenia. *Australian Veterinary Journal,* 54:593.

Kelsoe, G. Reth, M. Rajewsky, K. (1980). Controlo da expressão de idiótipos por anticorpos monoclonais anti-idiótopos. *Immunology Review,* 52:75.

Khan, C. e Line, S. (2005). The merk veterinary manual. 9th edition, merck and Co, New Jersey.

Kirchhoff L. V. (2011). Epidemiologia da tripanossomíase americana (doença de Chagas). *Avanços em Parasitologia,* 75:1-8.10.

Kobayashi, A., Tizard, I.R. e Woo, P.T.K. (1976). Estudos sobre a anemia em animais experimentais

Tripanossomíase africana. II. A patogénese da anemia em vitelos infectados com *Trypanosoma congolense*. *American Journal Tropical Medicine Hygiene*,

25:401-406   .

Kutyavin, I.V., Afonina, I.A., Millis, A., Gorn, V.V., Lukhtanov, E.A., Belousov, E.S., Singer, M.J., Walburger, D.K., Lokhov, S.G., Gall, A.A., Dempcy, R., Reed, M.W., Meyer, R.B. e Hedgpeth, J. (2000). Three Minor groove binder-DNA probes increase sequence specificity at PCR extension temperatures. *Nucleic Acids Research, 28: 655-661.*

Lamm, C.G. e Rezabek, G.B. (2008). Infeção por parvovírus em animais domésticos de companhia.*Veterinary Clinics Small Animal Practice,* 38:837-850.

Lanham, S.M e Godfrey, D.G. (1970). Isolamento de tripanossomas salivares do homem e de outros mamíferos utilizando DEAE-celulose. *Experimental Parasitology* 28:521- 534.

Larson, L.J. e Schultz, R.D. (2008). As duas vacinas actuais contra o parvovírus canino de tipo 2 e 2b proporcionam proteção contra a nova variante de tipo 2c? *Veterinary therapeutics, 9(2)*94:101.

Leach, T.M. e Roberts, C.J. (1981). Situação atual da quimioterapia e quimioprofilaxia da tripanossomíase animal no hemisfério oriental, *Pharmacology and Therapeutics,* 13:1-147.

Leak, S.G.A. (1999). Biologia e Ecologia da Tsé-tsé: Their Role in the Epidemiology and Control of Trypanosomosis. *Instituto Internacional de Investigação Pecuária, Nairobi,* 345-370.

Levine, R.A., Wardlaw, S.C. e Patton, C.L. (1989). Deteção de hematoparasitas utilizando tubos de análise quantitativa de buffy coat. *Parasitology Today,* 5:132-134.

Losos, G.I. e Ikede, B.O. (1972). Revisão das doenças patológicas dos animais domésticos causadas por *T. congonlense, T. vivax, T. brucei, T. rhodensiense e T. gambiense. Veterinary pathology,* 9(3):1-7.

Losos, G.J. (1986). Infectious Tropical diseases of domestic animals, *Churchill Livingstone Inc., Nova Iorque.*

Luckins, A.G. (1973). Method for diagnosis of Trypanosomosis in livestock (Método de diagnóstico da tripanossomíase no gado). *FAO Corp. Documenta Repository,* 5:79-87.

Lumsden, W.H.R. e Herbert, W.J. (1976): *Trypanosomes brucei.* A rapid matching method for estimating the host parasitaemia parasitology, *Veterinary Records,* 427-431.

Lumsden, W.H.R., Herbert, W.J. e Hardy, G.J. (1979). Atividade profiláctica in vivo do berenil contra tripanossomas em ratos tratados. *Registos Veterinários,* 77:147-148.

Lutje, V., Mertens, B., Boulange, A., Williams, D.J.L. e Authie, E. (1995). *Trypanosoma congolense*: Respostas proliferativas e produção de interleucinas em células de gânglios linfáticos de bovinos infectados. *Experimental Parasitology,* 81: 154-164.

Macintire, D.K. (2004). Management of Severe Parvoviral Enteritis (Gestão da Enterite Parvoviral Grave): *Preceedings of the Western Veterinary Conference.* http://www.vm.com/Members/Proceedmgs/proceedmgs.plx?CTD=wvc2004&PID=pr05 2 85&O=VIN. Recuperado em 2007-06-26.

Madeira, M.F., Sousa, M.A., Barros, J.H., Figueiredo, F.B., Fagundes, A., Schubach, A., De Paula, C.C., Faissal, B.N., Fonseca, T.S., Thoma, H.K. e Marzochi, M. (2009). Espécies de *Trypanosoma caninum.* (Protozoa: Kinetoplastida) isoladas de pele intacta de um cão doméstico (*Canis familiaris*) capturado no Rio de Janeiro, *Parasitologia Brasileira,* 136:411-423.

Mansfield, JM, e Bagasra, O. *(1978).* Função linfocitária na tripanossomíase africana experimental. I. Respostas das células B a antigénios dependentes e independentes das células T auxiliares. *Journal of Immunology,* 120: *759-765.*

Mansfield, K. L., Bur, P.D., Snodgrass, D.R., Sayersand, R. e Fook, A.R. (2004). Factores que afectam a resposta serológica de cães e gatos à vacinação anti-rábica. *Registo Veterinário*, 157: 423-426.

Manson-Bahr, P. (1931). The Epidemiology of Human Trypanosomiasis at the Present Time (A Epidemiologia da Tripanossomíase Humana na Atualidade). *Actas da Sociedade Real de Medicina*, 24(7):837-845.

Mário, L., De La Rue, R.A.S. e Geraldo, A.D.C. (1997). Coagulopatia em cães infectados com *trypanosoma evansi. Journal of Clincal Microbiology*, 23: 45-52.

Martella, V., Cavalli, A., Pratelli, A., Bozzo, G., Camero, M., Buonavoglia, D., Narcisi, D., Tempesta, M., Buonavoglia, C. (2004). Um mutante do parvovírus canino está a propagar-se em Itália. *Journal of Clincal Microbiology.* 42:1333-1336.

Martella, V., Decaro, N. e Buonavoglia, C. (2006). Evolução do CPV-2 e implicações para a caraterização antigénica/genética. *Virus Genes, 33:11-13.*

Martella, V., Decaro, N., Elia, G. e Buonavoglia, C. (2005).atividade de vigilância do parvovírus canino em Itália. *Journal of veterinary medicine*, B 52: 312-315.

Martin, V., Najbar, W., Gueguen, S., Grousson, D., Eun, H.M., Lebreux, B. e Aubert, C. (2002). Treatment of canine parvoviral enteritis with interferon-omega in a placebo- controlled challenge trial. *Veterinary microbiology, 22:115-127.*

Masake, R. e Musoke, A. (1998). Doenças parasitárias do sangue e respostas imunitárias específicas.
Instituto Internacional de Investigação Animal (ILRI), Nairobi, Quénia, 46.

Masake, R.A. e Morrison, W.I. (1981). Avaliação das alterações estruturais e funcionais nos órgãos linfóides de bovinos Boran infectados com *Trypanosoma vivax. American Journal of Veterinary Research*, 42:1738-1746.

Masiga, D.K., Okech, G., Irungu, P., Ouma, J.O., Wekesa, S., Guya, S.O. e Ndung'u, J.M. (2002). Growth and mortality in sheep and goats under high tsetse challenge in Kenya

(Crescimento e mortalidade em ovinos e caprinos sob alto desafio da mosca tsé-tsé no Quénia). Tropical Animal Health Production, 34:289-501.

Masumu, T., Marcotty, D., Geysen, A.V., Vansnick, E., Geerts, S., Vanden, P. e Bossche, P.A. (2006). AFLP modificado para a caraterização de isolados de *Trypanosoma congolense. Journal of Biotechnology,* 125:22-26.

Matete, G.O. (2003).Ocorrência, manifestação clínica e implicações epidemiológicas da tripanossomíase canina de ocorrência natural no Quénia ocidental. *Jornal de Investigação Veterinária de Onderstepoort,* 70:317-323

Matovu, E. (2011). Resistência a medicamentos na tripanossomíase humana africana. *Future Microbiology,* 6(9):1037-1047.

Matthews, K.R. (2005).The developmental cell biology of Trypanosoma brucei," *Journal of Cell Science,* 118(2):283-290.

Matthews, K.R., Ellis, J.R. e Paterou, A. (2004). Molecular regulation of the life cycle of African trypanosomes, *Trends in Parasitology,* 20(1):40-47, 2004.

Maywald, P.G., Machado, M.I., Costa-cruz, J.M. e Gonçalves-pires, M.R.F. (1996). Leishmaniose tegumentar, visceral e doenca de chagas caninas em municipios do triangulo mineiro e Alto parariba, minasGerais, Brasil. *Cadsaude Publica.* 12(3):321-328.

Mbaya, A.W., Aliyu, M.M., Nwosu, C.O. e Egbe-Nwiyi, T. (2009). A relação entre parasitemia e anemia na infeção concomitante por *Trypanosoma brucei* em gazelas de frente vermelha (*Gazella rufifrons*). *Veterinary archives,* 79: 451-460.

Mbaya, A. W., Nwosu, C. O. e Kumshe, H. A. (2011). Lesões genitais em gazelas vermelhas machos (*Gazella rufifrons*) infectadas experimentalmente com *Trypanosoma brucei* e o efeito do cloridrato de melarsamina (Cymelarsan®) e do aceturato de diminazeno (Berenil®) no seu tratamento. *Theriogenology,* 16: 721-728, ISSN 18793231.

McCandlish, I.A.P., Thompson, H., Cornwell, H.J.C., Laird, H. e Wright, N.G. (1979). Isolamento de um parvovírus de cães na Grã-Bretanha. *Veterinary Record, 105: 167-168.*

McDermott, J., Woitag, T., Sidibe, I., Bauer, B., Diarra, B., Ouedraogo, D., Kamuanga, M., Peregrine, A., Eisler, M., Zessin, K.-H., Mehlitz, D.e Clausen P.H. (2003). Estudos de campo de tripanossomas bovinos resistentes a medicamentos na província de Kenedougou, Burkina Faso. *Ata Tropica,* 86: 93 - 103.

McLintock, L. M. L., Turner, C. M. R. e Vickerman, K. (1993). Comparison of the effects of immune killing mechanisms on Trypanosoma brucei parasites of slender and stumpy morphology," *Parasite Immunology,* 15(8):475-480.

Mcnamara, J.J., Bailey, J.W., Smith, D.H., Wakhooli, S. e Godfrey. D.G. (1995). Isolamento de *trypanosoma brucei gambiense* do norte do uganda: avaliação do kit para isolamento in vitro (kivi) num foco epidémico. *Jornal da Associação Médica Veterinária Americana,* 3(5): 23-37

Meurs, K.M., Anthony, M.A., Slater, M. e Miller, M.W. (1998). Infeção crónica por *Trypanosome cruzi* em cão: 11 casos (1987-1996). *Jornal da Associação Médica Veterinária Americana,* 213(4):497-500.

Miller, G.G., Nadler, P.I., Asano, Y., Hodes, R.J. e Sachs, D.H. (1981). Indução de células T auxiliares específicas de nuclease portadoras de idiotipo por tratamento in vivo com antiidiótipo. *Journal of Experimental Medicine,* 154: 24.

Mittal, M., Chakravati, S., Mohapatra, J. K., Chug, P. K., Dabey, R., Upmanuyu, V., Narwal, P.S., Kumar, A., Churamani, C. P. e Kanwari, N. S. (2014). A tipagem molecular da cepa de parvovírus canino que circula de 2008 a 2012 em um canil organizado na Índia revela a possibilidade de falha da vacina. *Infeção, Genética e Evolução,* 23:1-6.

Mochizuki, M., Harasawa, R. e Nakatani H. (1993a). Variabilidades antigénicas e genómicas entre parvovírus de origem canina e felina recentemente prevalecentes no Japão. *VeterinaryMicrobiology*, 38(1-2): 1-10.

Mochizuki, M., San Gabriel, M.C., Nakatani, H., Yoshida, M. e Harasawa, R. (1993b). Comparação da reação em cadeia da polimerase com os ensaios de isolamento do vírus e de hemaglutinação para a deteção de parvovírus caninos em amostras fecais. *Research in Veterinary Science*, 55:60-63.

Mohammed, J.G., Ogbe, A.O., Zwandor, N.J. e Umoh, J.U. (2005). Factores de risco associados à enterite por parvovírus canino em Von e arredores. *Animal Resarch international*, 2 (3):366-368.

Moloo, S. K. e Kutuza, S. B. (1990). Expressão de resistência ao isometamidium e diminazene em *Trypanosoma congolense* em gado Boran infetado por *Glossina morsitans centralis*. *Ata Tropica*, 47:79-89.

Moloo, S., Chema, S., Connor, R., Durkin, J., Kimotho, P., Maehl, M.F., Murray, M., Rarieya, M. e Trail, J. (1987). Efficacy of chemoprophylaxis for East African zebu cattle exposed to trypanosomiasis in village herds in Kenya. In: *Actas da 19ª reunião do ISCTRC, Lome 1987, OUA/STRC, Nairobi, Publicação*, 114: 282-287.

Molyneux, D. H. 2001. Libertação de insectos estéreis e controlo da tripanossomíase: um apelo ao realismo. *Trends Parasitology. 17:* 413-414.

Molyneux, D.H. (1997). Situação atual da tripanossomíase e da lieishmaniose em termos de saúde pública: Hide, G. Mottram, J.C Coombs, G.H, Holmes, P.H. (Eds.), Trypanosomiasis and Lieishmaniaisis: *Biology and control, Computer and Applied Bioscience International, Wallingford, Reino Unido*, 39-50.

Morrison, W.I., Murray, M., Sawyer, P.D. e Preston, J.M. (1983). A patogénese da infeção por *Trypanosoma brucei* induzida experimentalmente no cão: Tissue and Organ damage.

Amerian Journal of Pathology, 102:168-181.

Mosallanejad, B., Ghorbanpoor, N.M., Avizeh, R.R.A. (2008). Prevalência do parvovírus canino (CPV) em cães diarreicos encaminhados para o hospital veterinário em Ahvaz *Archives of Razi Institute*, 63(2): 41-46.

Moulton, J.E., e Sollod, A.E. (1976). Clinical, serological and pathological changes in calves with experimentally induced *Typanosoma brucei* infection. *American Journal of VeterinaryResearch*, 37:791.

Mulligan, H.W. (1970). A tripanossomíase africana: *Review.* Londres. *George Allen and Unwinltd.*

Mulugeta, W., Wilkes, J., Woudyalew, M., Majiwa, P.A.O., Masake, R. e Peregrine, A.S. (1997): Long term occurrence of *Trypanosome congolense* resistant to Diminazene, Isometamidium and Homidium in cattle Ghibe, *Ethiopia Ata. Tropical,* 64:205-217.

Murray, D. L., Kapke, C.A., Evermann, J.F. e Fuller, J.F. (1999). Infectious disease and the conservation of free-ranging large carnivores. *Animal Conservation,* 2:241-254.

Murray, M. e Dexter, T. (1988). Anemia na tripanossomíase africana bovina. A review. *Ata Tropica,* 45:389-432.

Murray, M., Trail, J.C.M., Turner, D.A. e Wissocq, Y. (1983). Livestock productivity and Trypanotolerance; Network Train Manual. ILCA. 4-10.

Musoke, A.J., Nantulya, V.M., Barbet, A.F., Kironde, F. e McGuire, T.C. (1981). Resposta imunitária dos bovinos aos tripanossomas africanos: Anticorpos específicos para glicoproteínas de superfície variável de *Trypanosoma brucei. Parasite Immunology,* 3: 97-104.

Muzaffar, A.K., Rabbani, M., Muhammad, K., Murtaza, N. e Nazir, J. (2006). Isolamento e caraterização do parvovírus canino. *Jornal Internacional de Agricultura e Biologia,*

898-900

Mwambu, P. M., e Mayende. J.S.P (1971). Ocorrência de estirpes de *T. vivax* resistentes ao berenil. *Transactions of the Royal Society of Tropical Medicine and Hygiene* 65:254-255.

Nakamura, M., Tohya, Y., Miyazawa, T., Mochizuki, M., Phung, H.T., Nguyen, N.H., Huynh, L.M., Nguyen, L.T., Nguyen, P.N., Nguyen, P.V., Nguyen, N.P. e Akashi, H. (2004). Uma nova variante antigénica do parvovírus canino de um cão vietnamita. *Arquivos de Virologia*, 149:2261-2269.

Naveh, A., Waner, T., Wudovsky, I.I., Zekaria, D., Harrus, S., Freeman, E., Fuchs, P. e Olshevsky, U. (1995). Um kit rápido de teste ELISA em immunoblot autónomo para a avaliação de anticorpos contra o parvovírus canino indogs. *Actas do 3rd congresso internacional de virologia veterinária, Interlaken Suíça,* 1994: 218-221.

Ndoutamia, G., Moloo, S. K., Murphy, N. B., e Peregrine, A. S. (1993). Derivação e caraterização de um clone de *Trypanosoma congolense* resistente à quinapiramina. *Antimicrobial Agents and Chemotherapy,* 37:1163-1166

Ndoutmia, G., Moloo, S.K., Murphy, N.B. e Peregrine, A.S. (1993): Derivação e caraterização de clone resistente à quinapiramina de *trypanosome congolense Antimicrobial Agent Chemotherapy,* 37: 1163-1166.

Nelson, D.T., Eutis, J.P., Mcadaragh, J.P. e Stotz, I. (1979). Lesões da enterite viral canina espontânea. *Veterinary Pathology, 16:680-686.*

Nelson, R., Couto, W. e Guillermo, C. (1998). Medicina Interna de Pequenos Animais, *(2^a ed.).* Mosby. 45-48.

Nelson, R.W e Couto, C.G. (1998). *Small Animal Internal Medicine* (2nd ed.). Mosby. ISBN 0-8151-6351-7.

Newton, B. A. (1964). Mechanisms of action of phenanthridines and aminoquinaldine trypanocides. *Advance Chemotherapy,* 1:35-83.

Nikolay, G. K., Kiantra, R.B., George, A.M., Cross, E.U. e Christian, T. (2012). Progressão do desenvolvimento para a infecciosidade em Trypanosoma brucei desencadeada por uma proteína de ligação ao RNA. *Science,* 338(6112): 1352-1353.

Nweze, N.E., Anene, B.M., e Asuzu, I.U. (2011). Investigação de antitrypanosomal atividade do extrato de sementes de *Buchholzia coriacea* contra uma mancha de campo de *Trypanosoma congolense. Jornal Africano de Medicina Alternativa Complementar Tradicional,* 8(5):175-180.

Nwoha, R. I. O. (2013). Uma revisão sobre tripanossomose em cães e gatos. *Jornal Africano de Biotecnologia,* 12(46), pp. 6432-6442,

Nwoha, R.I.O. e Anene, B.M. (2011a). Sinais clínicos e alterações patológicas em cães com infecções experimentais únicas e conjuntas de *Trypanosoma brucei brucei* e *Ancylostoma caninum. Jornal de Parasitologia Veterinária,* 24(2):91-102.

Nwoha, R.I.O. e Anene, B.M. (2011b). Alterações no volume de células compactadas e na concentração de hemoglobina em cães com infecções experimentais únicas e conjuntas de *T. brucei* e *A. caninum. Ohillip. Journal of Animal Science,* 37(2):151-158.

Nwoha, R.I.O., Eze, I.O. e Anene, B.M. (2013). Alterações bioquímicas séricas e das enzimas hepáticas em cães com infecções experimentais únicas e conjuntas de *Trypanosoma brucei* e *Ancylostoma caninum. African Journalof Biotechnology,* 12(6):618-624.

Obidike, I.R., Aka L., Momah, C.V., Ezeokonkwo, R.C. (2005). Efeitos das infecções por Trypanosoma brucei e do tratamento com aceturato de diminazeno nas actividades séricas de determinadas enzimas. *Journal Veterinary Science,* 4 (1):17-23.

OIE (2008).Trypanosomosis. OIE Terrestial Manual. Capítulo 4, 18.

OIE, (2009). Tripanossomíase (transmitida pela tsé-tsé) Etiologia Epidemiologia Diagnóstico Prevenção e Controlo Referências (scientific.dept@oie.int). Última atualização em outubro

2009.

OIE, (2010). Tripanossomose, transmitida pela mosca Tse-Tse. Scientific.dept@oie.int, 2009.

Okubanjo, O.O., Adeshina, O.A., Jatau, I.D. e Ntala, I.J. (2013). Prevalência de *Babesia canis* e *Hepatozoon canis* em Zaria, Nigéria. *Revista Sokoto de Ciências Veterinárias. Artigo de investigação*, 11(2):15-20.

Olsson, T., Bakhiet, M. e Kristensson, K. (1992). Interações entre *Trypanosoma brucei* e células T CD8+. *Parasitology Today,* 8:237-239.

Olsson, T., Bakhiet, M., Edlund, C., Hojeberg, B., Van der Meide, P.H. e Kristensson, K. (1991). Sinais de ativação bidireccionais entre *Trypanosoma brucei* e células T CD8+: Um fator libertado pelo tripanossoma desencadeia a produção de interferão-gama que estimula o crescimento do parasita. *Eurpean Journal Immunology,* 21: 2447-2454.

Omamegbe, J.C. e Uche, E.U. (1985). Haemogram studies in Nigerian local dogs suffering from anclyostomiasis, babesiasis and trypanosomiasis. *Boletim Saúde e Produção Animal em África,* 33:23-29.

Omamegbe, J.O., Orajaka, L.J.E. e Omehelu, C.O. (1994). A incidência e as formas clínicas da tripanossomíase canina de ocorrência natural em duas clínicas veterinárias no Estado de Anambra, na Nigéria. *Boletim de Saúde e Produção Animal em África,* 32:23-29.

Onyeyili, P.A. e Anika, S.M. (1989): Quimioterapia da infeção por *Trypanosoma brucei*: Utilização de DFMO, aceturato de diminazeno isolado e em combinação. *Journal Small Animal Practice,* 30 (9): 505 - 510.

Onyeyili, P.A. e Anika, S.M. (1990). Efeitos da combinação de DL-difluorometil Ornitina e aceurato de diminazeno na infeção por *Trypanosoma congolense* em cães.

Veyterinary Parasitolog 37: 9-19.

Onyiah, J.A. (1997). Tripanossomíase animal africana: Uma visão geral da situação atual na Nigéria. *Tropica.Veterina*, 15(11): 11-16.

Pamela, A.D. (2002). Vaccines, Infectious diseases and the canine immune system: the importance of weighing the risk to Benefit ration. *Pdavol@abbies.com* 1-6.

Parrish, C. R., Aquadro, C. F., Strassheim, M. L., Evermann, J. F., Sgro, J.-Y. e Mohammed, H. O. (1991). *Substituição rápida do tipo antigénico e evolução da sequência de ADN do parvovírus canino. Journal of Virology,* 65, 6544-6552.

Parrish, C.R. 1991. Mapeamento de funções específicas na estrutura do capsídeo do parvovírus canino e do vírus da panleucopenia felina utilizando clones de plasmídeos infecciosos. *Virologia,* 183L195-205.

Parrish, C.R., Have, P. e Foreyt, W.J. (1988). The global spread and replacement of canine parvovirus strains. *Journal of General Virology*, 69(5):1111-1116.

Patterson, E. V. (2007). Efeito da vacina no teste de antigénio do parvovírus em gatinhos. *Jornal da Associação Médica Veterinária Americana,* 230:359-363.

Pepin, J. e Milord, F. (1994). The treatment of human trypanosomiasis. *Advance Parasitology,* 33: 1-47.

Peregrine, A. S., Gray, M. A., e Moloo, S. K. (1997). Resistência cruzada associada ao desenvolvimento de resistência ao iso-metamídio num clone de Trypanosoma congolense. *Antimicrobial Agents and Chemotherapy,* 41:1604-1606.

Peregrine, A.S. e Mammen, M. (1993) Farmacologia do aceturato de diminazeno: uma revisão. *Ata Tropica,* 54:185-203.

Peregrine, A.S., Knowles, G., Ibitayo, A.I., Scott, J.R., Moloo, S.K. e Murphy, N.R. (1991).

Variação na resistência ao Isometamidium e ao acteurato de Diminazene por cones derivados de um stock de *Trypanosome congolense. Parasitology,* 102:93-203.

Pereira, C.A.D., Leal, E.S., Durigon, E.L. (2007). Mudança de regime seletivo e crescimento demográfico de variantes de fitness do parvovírus canino infetado. *Genetic Evology,* 7 (3): 399-409.

Perez, R., Francia, L., Romeo, V., Maya, L., Lopez, I. e Hernandez, M. (2007). Primeira deteção de parvovírus canino tipo 2c na América do Sul. *Vetetrinary Microbiology* 124:147-152.

Phan, T. P., Nguyen, M., Hamers, R. e Wuyts, N. (1996). O efeito da tripanossomíase na resposta imunitária dos búfalos à vacinação contra a pasteurelose. *Khoa.Hoc. Ky. Thuat.,* 3:15-20

Pinder, M. e Authie, E. (1984). O aparecimento de *Trypanosoma congolense* resistente ao isometamídio na África Ocidental. *Ata Tropica,* 41:247-252.

Pollock, R.V.H. e Carmichael, L.E. (1982a). Imunidade de origem materna à infeção pelo Parvovírus Canino: Transferência, declínio e interferência com a vacinação. *Journal of American Veterinary Medical Association,* 180:37-42.

Prittie, J. (2004). Enterite Parvoviral Canina: A review of Diagnosis, Management and Prevention. *Journal of Veterinary Emerging Critical Care,* 14 (3):167-176.

Raina, A.K., Kumar, R., Rajora, V.S. e Sridhar, S.R.P. (1985). Transmissão oral da infeção por *Trypanosoma evansi* em cães e ratos. *Veterinary Parasitology,* 18 (1):67- 69.

Ramsey, I. e Bryn, T. (2001). Manual de doenças infecciosas caninas e felinas. *British Small Animal and V eterinary Association,* 46-48.

Rani, N.L. e Suresh, K. (2007): Canine trypanosomiasis. *India Veterinary Journal.* 84: 186187.

Rashid, A., Rasheed, K. e Akhtar, M. (2009). Factores que influenciam a eficácia das vacinas: uma revisão geral. *Journal of animal and plant sciences,* 19:22-25.

Redpath, M. B., Windle, H., Nolan, D., Pays, E., Voorheis, H.P., e Carrington, M. (2000). A new

VSG expression site-associated gene from *Trypanosoma brucei, Molecular and Biochemical Parasitology*, 111(1)223-228.

Reitman, S., Frankel, S. (1957). A Colorimetric method for the determination of serum glutamic oxaloacetic and glutamic pyruvate transaminases. *American Journal Clinical Pathology*, 28, 56-63.

Rice-Ficht, A., Chen, K. e Donelson, J. (1981) Homologias de sequência perto dos terminais C da superfície variável das glicoproteínas de *Trypanosoma brucei. Nature*, 294:53-57.

Robson, J. e Ashkar, T.S. (1972). Trypanosomiasis in domestic livestock in the Lambwe Valley area and a field evaluation of various diagnostic techniques. *Bulletein Organização Mundial de Saúde*, 47:727-734.

Rosypal, A.L., Cortes-Vecino, J.A., Gennari, S.M., Dubey, I.P., Tidwell, R.R. e Lindsay, P.D. (2007). Pesquisa sorológica de leishmania infantum e *Trypanosome cruzi* em cães de áreas urbanas do Brasil e da Colômbia. *Veterinary Parasitology*, 149(3- 4):172-177.

Rurangirwa, F.R., Musoke, A.J., Nantulya, V.M. e Tabel, H. (1983). Depressão imunitária na tripanossomíase bovina: Effects of acute and chronic *Trypanosoma congolense* and chronic *Trypanosoma vivax* infections on antibody response to *Brucella abortus* vaccine. *Parasite Immunology*, 5:267-276.

Rurangirwa, F.R., Tabel, H., Losos, G.J. e Tizard, I.R. (1979). Supressão da resposta de anticorpos contra *Leptospira biflexa* e *Brucella abortus* e recuperação da imunossupressão após tratamento com berenil. *Infection and Immunity*, 26:822-826.

Rushigajiki, P.K.B., Mayende, J.S.P., Guloba, A. e Wilson, A.J. (1986): Manutenção de um rebanho de gado reprodutor numa área de desafio tripanossoma. *Boletim de Saúde e Produção Animal de África*, 34: 149-155.

Sagazio, P., Tempesta, M. e Buonavoglia, D. (1998). Caracterização antigénica de estirpes de parvovírus canino isoladas em Itália. *Journal of Virology Methods*, 73:197-200.

Samdi, S.M., Abeng, J.N. e Kalgo, A.M. (2006). Tripanossomíase em cães de caça em Kaduna, no centro-norte da Nigéria: implicações para a doença em seres humanos. *Journal of biomedical Investigation,* 4(1):15-18.

Sayer, D.D., Morison, W.I., Preston, J.M., Hird, S.F., Price, J.E. e Murray, M. (1979). Tripanossomíase africana em cães. In: 15th Meeting of the International Scientific Council for Trypanosomosis Research and Control, Gambia, OAU/STRC, 10:4888-496.

Sbicego, S., Vassella, S., Kurath, U., Blum, B. e Roditi, I. (1999). The use of transgenic *Trypanosoma brucei* to identify compounds inducing the differentiation of bloodstream forms to procyclic forms, *Molecular and Biochemical Parasitology,* 104(2):311-322.

Schalm, O.W., Jain, N.C e Caroll, E.J. (1975): Veterinary Haematology 3rd Edition Hea and Febiger, *Philadelphia,* 1919-25.

Schultz, R. (2006). Duração da imunidade das vacinas caninas e felinas: uma revisão. *Veterinária microbiologia,* 117 (1): 75-9. Doi: 10. 1016/j.vetmic. 2006. 04.013. PMID 16707236.

Schweizer, J. e Jenni, L. (1991).Formação de híbridos no ciclo de vida de *Trypanosoma brucei:* deteção de tripanossomas híbridos num isolado derivado do intestino médio, *Ata Tropica,* 48(4):319-

321, 1991.

Seed, J.R. e Hall, J.E. (1977).O possível papel do metabolito tripanossómico indol-3-etanol na neutropatologia da tripanossomíase. In: *Resumos do 5th Congresso Internacional de Protozoologia, 26 de junho a 2 de julho de 1977.* The Print-Shop, Nova Iorque Resumo 115.

Serap, A., Wendy, C.G. e Michael, J.L. (2003). Interações entre tse-tse e tripanossomas com implicações para o controlo da tripanossomíase. *Advance Parasitology,* 53:1-83.

Shak, S., Davitz, M.A., Wolinsky, M.L., Nussenzweig, V., Turner, M.J. e Gurnett, A. (1988). Caracterização parcial do determinante de reação cruzada, um epítopo de hidratos de carbono partilhado pelo fator de aceleração da decomposição e a glicoproteína de superfície variante do *Trypanosoma brucei* africano. *Journal of Immunology*, 140:2046-2050.

Shaw, A.M.P e Hoste, C.H. (1987). Trypanotolerant cattle and livestock development in West Africa *vol.II FAO*.

Sherry, G., Anderson, C., Piontkowski, M. e Terry, N. (2012). A vacina contra o parvovírus canino (CPV) tipo 2b protege os cachorros com anticorpos maternos contra o CPV quando desafiados com o CPV-2c virulento. *Revista Internacional de Pesquisa Aplicada em Medicina Veterinária*, 10(3): 217-224.

Siegl, G., Bates, R.C., Berns, K.I., Carter, B.J., Kelley, D.C., Kurstake, E. e Tattersal, P. (1985). Caraterísticas dos *Parvoviridae*. *Intervirologia* 23: 61-73.

Sikes, R. K., Peacock, G.V., Acha, P., Arko, R.J. e Dierks, R. (1971). Vacinas contra a raiva: estudo da duração da imunidade em cães. *Jornal da Associação Médica Veterinária Americana*, 159:1491-1499.

Sileghem, M. e Flynn, J.N. (1992). Suppression of T cell responsiveness during tsetse- transmitted trypanosomiasis in cattle. *Scandavia Journal of Immunology*, 36:37-40.

Sileghem, M., Flynn, J.N., Darji, A., Baetselier, P., De Naessens, J., De-Baetselier, P. e Kierszenbaum, F. (1994). Tripanossomíase Africana. Parasitic Infections and the Immune System (Infecções Parasitárias e Sistema Imunitário). *Academic Press, Nova Iorque, EUA*, 1-51;15.

Sileghem, M.R., Flynn, J.N., Saya, R. e Williams, D.J.L. (1993). Secretion of co-stimulatory cytokines by monocytes and macrophages during infection with *Trypanosoma (Nannomonas) congolense* in susceptible and tolerant cattle. *Veterinary Immunology and Immunopathology*, 37:123-134.

Simarro, P.P, Louis, F. e Jannin, J. (2003). A doença do sono, doença esquecida: quais são as consequências no terreno? *Medicine in Tropics*, 63:231-235.

Sinyangwe, L., Delespaux, V., Brandt, J., Geerts, S., Mubanga, J., Machila, N. (2004). Resistência a medicamentos tripanocidas na província oriental da Zâmbia. *Veterinary Parasitology*, 119, 125-135.

Sisson, D.D. (1994). Efeitos Hemodinâmicos, Ecocardiográficos, Radiográficos e Clínicos do Enalapril em cães com insuficiência cardíaca crónica. Em nome do Grupo de Estudo Intensivo Multicêntrico Prospetivo Randomizado Veterinário do Enalapril (Improve): Momentum Farm and Companion Animals, 3.

Sobrino, R., M.C. Arnal, D.F., Luco, e Gortazar, C. (2008). Prevalência de anticorpos contra o vírus da cinomose canina e o parvovírus canino em raposas e lobos

de Espanha. *Veterinary Microbiology*, 126:251-256.

Soulsby, E.J.L. (1982). Helminths, Arthropods, and Protozoa of domesticated Animals, 7th ed. *Lea and Febiger/Bailliere tindall, Philadelphia/Londres*, 514-543.

Southerland, I.A, Peregrine, A.S., Lonsdale-Eccles, J.D., Holmes, P.H. (1991). Mechanisms and genetics of resistance to trypanocides (Mecanismos e genética da resistência aos tripanocidas). *Parasitology*, 103:245-251.

Spibey, N., Greenwood, N.M., Sutton, D., Chalmers, W.S., Tarpey, T. (2008). Canine parvious type 2 vaccine protects against virulent challenge with type 2c virus Virus. *Veterinary Microbiology,* 128:48-55.

Stacey, B., Jacqueline, M. N., Mark, K e Michael P. W. (2012). Parvovírus canino na Austrália: o papel dos factores socioeconómicos nos grupos de doenças. *The Veterinary Journal* 193: 522528

Steinel, A., Munson, L., van Vuuren, M. e Truyen, U. (2000). *Genetic characterization of feline parvovirus sequences from various carnivores (Caracterização genética de sequências de parvovírus felino de vários carnívoros). Journal of General Virology,*

81:345-350.

Steinel, A., Parrish, C.R., Bloom, M.E e Truyen. U. (2001). Parvovirus infections in wild carnivores (Infecções por parvovírus em carnívoros selvagens). *Journal of Wildlife Diseases,* 37:594-607.

Steinel, A., Venter, E. H., Vuuren, M., Parrish, C.R e Truyem, U. (1998).Análise antigénica e genética dos parvovírus caninos na África Austral. *Onderstepoort Journal of Veterinary Research* 65:239-242.

Stephen, L.E. (1970). Manifestação clínica da tripanossomíase no gado e noutros animais. (ed. H.W. Hulligan), 775-792.

Stephen, L.E. (1986). Trypanosomiasis. A Veterinary Perspective. *Pergamon Press, Oxford, Reino Unido,* 225-268.

Sternberg, J. e Tait, A. (1990). Genetic exchange in African trypanosomes, *Trends in Genetics,* 6(10):317-322.

Sternberg, J., Tait, A. e Hale, S. (1988). Gene exchange in African trypanosomes: characterisation of a new hybrid genotype, *Molecular and Biochemical Parasitology,* 27(2-3):191-200.

Steverding, D. (2008). A história da tripanossomíase africana. Parasit.Vect.1:3.

Streck, A, F., de Souza, C. K., Goncalves, K. R., Zang, L., Pinto, L. D. e Canal, C. W. (2009). Primeira deteção de parvovírus canino tipo 2c no Brasil. *Revista Brasileira de Microbiologia,* 40:   3223-231.

Swallow BM (2000). Impacts of trypanosomiasis on African agriculture (Impactos da tripanossomíase na agricultura africana). ILRI (Int. Livest. Res. Inst.), Nairobi, Quénia, pp. 1-46.

Table, H., Wcy, G. e Shi, M. (2008) T-cells and immunopathogenesis of trypanosomiasis, *Immunology Review,* 3(5): 2-8.

Tattersall, P. e Cotmore, S. F. (1990). O splicing alternativo num gene não-estrutural parvoviral liga uma sequência amino-terminal comum a domínios a jusante que conferem caraterísticas de localização e de renovação radicalmente diferentes. *Virologia, 177: 477* 487.

Taylor, K. e Authie, E.M.L. (2004). Patogénese da tripanossomíase animal. Em: Maudlin, I., Holmes, P.H., Miles, M.A. (Eds). *The trypanosomiasis, Cumputer and Applied Bioscience International, Reino Unido*, 33:1-353.

Teixeira, A.R.L., Cunha, N.E., Rizzo, L.V. e Silva, R. (1990). O tratamento tripanocida com nitroareno da infeção experimental pelo Trypanosoma cruzi não previne a progressão da fase crónica da lesão cardíaca em coelhos. *Journal of Infectious Diseases* 162(6):14-20.

Thopmson, G.W. e Gagnon, A.N. (1978). Gastroenterite canina associada a um agente semelhante ao parvovírus. *Canadian Veterinary Journal,* 19:346.

Tilley, L. P. e Smith, F.W.K. (2001). Canine parvovirus infection (Infeção por parvovírus canino). *Blackwell's Five-Minutes Veterinary Consult: Canine and feline 5ᵗʰ ed.* 1-3

Tizard, I.R. (2000) Veterinary Immunology: An Introduction. 6ª Ed. *W.B. Saunders Company. Philadelphia.* 239.

Tizzard, I. e Yawei, N.I. (1998). Utilização de testes serológicos para avaliar o estado imunitário dos animais de companhia. *Journal of American Veterinary Association*, 213: 54-60.

Truyen, U. (2001). Parvovírus canino. In: Recent Advances in canine infectious diseases, Carmichael LE (ed), *International Veterinary Information Service, U. S. A.*

Truyen, U. (2006c). Evolução do parvovírus canino: necessidade de novas vacinas? *Veterinary Microbiology,* 117:9-13.

Truyen, U., Mueller, T., Heidrich, R., Tackmann, K. e Carmichael, L.E. (1998). Survey of viral pathogens in wild red foxes (*Vulpes vulpes*) in Germany with emphasis on parvoviruses and analysis of a DNA sequence from a red fox parvovirus. *Epidemiology and infection,*

121:433-440.

Truyen, U., Platzer, G. e Parrish, C.R. (1996b). Distribuição do tipo antigénico dos parvovírus caninos em cães e gatos na Alemanha. *Registo Veterinário,* 138:365-366.

Truyen, U., Steinel, A., Bruckner, L., Lutz, H. e Mostl, K. (2000). Distribuição dos tipos antigénicos do parvovírus canino na Suíça, Áustria e Alemanha. *Schweiz Archive Tierheilkd,* 142:115-119.

Turnbull, J. (2001). Tripanossomíase Africana. Recuperado de http://www.stanford.edU/group/parasites/ParaSites2001/trypanosomiasis/t rypano.htm.

Turner, C.M.R., Aslam, N., Smith, E., Buchanan, N. e Tait, A. (1991) The effects of genetic exchange on variable antigen expression in *Trypanosoma brucei, Parasitology,* 103(3):379-386.

Turner, C.M.R., Sternberg, J., Buchanan, N., Smith, M., Hide, G e Tait, A. (1990). Evidence that the mechanism of gene exchange in Trypanosoma brucei involves meiose and syngamy," *Parasitology,* 101(3):377-386.

Tyler, K.M., Matthews, K. R. e Gull, K. (1997). The bloodstream differentiation-division of *Trypanosoma brucei* studied using mitochondrial markers," *Proceedings of the Royal Society B,* 264 (1387):1481-1490.

Uche, U.E. (2010). Diagnóstico da tripanossomíase canina. Comparação de três locais de colheita de sangue. *Journal of Smll Animal Practice,* 26(6):349-352.

Ugochukwu, E.I. (2008). Tripanossomíase animal em África: Etiologia e Epidemiologia. *Animal Research International,* 5(1): 811- 815.

Uilenberg, G. (1998). A field guide for the diagnosis, treatment and prevention of African animal trypanosomosis (Guia de campo para o diagnóstico, tratamento e prevenção da tripanossomíase animal africana). *FAO Roma,* 158.

Unsworth, K. (1954). Observações sobre estirpes rápidas de *Trypanosoma congolense* e

T.   vivax. Annals of Tropical Medicine and Parasitology (Londres), 48:178-182.

Urquhart, G. e Holmes, P. (1987). Tripanossomíase africana. In: Immune Responses in Parasitic Infections, Immunology, Immunopathoogy and Immunoprophylaxis, *Soulsby E.J.L, ed., CRC Press, Boca Raton*, Florida, EUA, 3:. *CRC Press, Boca Raton, Florida, EUA*,3: 1-22.

Uwatoko, K., Sunairi, M., Nakajima, M. e Yamaura, K. (1995). Método rápido que utiliza a reação em cadeia da polimerase para a deteção do parvovírus canino nas fezes de cães diarreicos. *Veterinary microbiology*, 43: 315-323.

Vaidya T, Bakhiet M, Hill KL, Olsson T, Kristensson K e Donelson JE (1997). O gene de um fator desencadeador de linfócitos dos tripanossomas africanos. *Journal of Experimental Medicine*, 186: 433-438.

Valli, V.E.O., Forsberg, C.M. e Robinson, G.A. (1978). The Pathogenesis of *Trypanosoma congolense* in calves and Clinical observation and gross pathological changes. *Veterinary Pathology*, 15:608-620.

Van Meirvenne, N. (1999). Biological diagnosis of human African trypanosomiasis, In Dumas M, Bouteille B, Buguet A (ed.), *Progress in human African trypanosomiasis, sleeping sickness*. 235-252.

Van Den Abbeele, J., Claes, Y., Van Bockstaele, D., De Ray, D. e Coosemans, M. (1997). Desenvolvimento de espécies de *Trypanosoma brucei* na mosca tsé-tsé: caraterização das fases pós-mesocíclicas no intestino anterior e na probóscide, *Parasitology*, 118(5):469-478.

Van den Bossche P, Doran M. (2004). *Trypanocidaldrugs: use and misuse?* Harare, Zimbabué: OMS/Controlo Regional da Tsé-tsé e da Tripanossomíase

Vanak, A. T., Belsare, A. V. e Gompper, M. E. (2007). Levantamento da prevalência de doenças em cães domésticos de vida livre e possível risco de propagação para a vida

selvagem - um caso

Estudo do Santuário da Abetarda da Índia, Maharashtra - Índia. Relatório final

apresentado à Rufford Small Grants Foundation, Reino Unido, 1-13.

Vassella E, B., Reuner, B., Yutzy, e Boshart, M. (1997). A diferenciação dos tripanossomas

africanos é controlada por um mecanismo de deteção da densidade que assinala a

paragem do ciclo celular através da via do AMPc. *Journal of Cell Science*,

110(21):2661-2671.

Vickerman K. (1978). Variação antigénica nos tripanossomas. *Nature*, 273: 613-617.

Vickerman, K. (1965). Polymorphism and mitochondrial activity in sleeping sickness

trypanosomes," *Nature*, 208(5012):762-766.

Vickerman, K. (1985). Ciclos de desenvolvimento e biologia dos tripanossomas patogénicos.

British Medical Bulletin, 41(2):105-114.

Vincendeau P e Bouteille B (2006). Imunologia e imunopatologia da tripanossomíase africana.

Annales Brazilian Academiae Scientiarum, 78: 645

Walsh, F.M. and Ames, S.G.B. (2004).Microbiologia e mecanismo de resistência a

medicamentos de agentes patogénicos totalmente resistentes. *Nature reviews*

microbiology, 56 (1): 65-79.

Waner T, Mazar S, Keren-Kornblatt E (2006). Aplicação de um ensaio de imunoabsorção

enzimática de pontos para avaliação do estado imunitário do parvovírus canino e do

vírus da esgana em cães adultos antes da revacinação. *Journal Veterinary Diagnostic*

Investigation 18(3): 267-270.

Waner T., Naveh, A., Schwarz, B.M.N., Babicher, Z. e Carmichael, L.E. (1998). Assessment of immunization Response to Canine Distemper virus vaccination in puppies using a clinic-based Enzyme - linked Immunosorbent Assay. *Veterinary Journal,* 155: 171-175.

Waner, T. (2002). Resposta dos cachorros à vacinação contra o vírus da caninadémia e parvovírus canino. 27th Congresso da WSAVA, Granada, Espanha.

Waner, T., Keren-kornblatt, E., Shemesh, O. e Mazar, S. (2004). Diagnóstico da infeção aguda pelo parvovírus canino (CPV) em cães naturalmente infectados utilizando o Elisa de ponto rápido IgM e IgG. *Jornal da Associação Médica Veterinária Israelita* 59(1-2):12-15.

Waner, T., Mazar, S., Nachmias, E., Keren-Kornblatt, E., Harrus, S. (2003). Avaliação de um kit dot ELISA para medir os anticorpos de imunoglobulina M contra o parvovírus canino e o vírus da esgana. *Registo Veterinário,* 152:588-591.

Waner, T., Naveh, A., Wudovsky, T. e Carmichael, L.E. (1996). Avaliação da degradação dos anticorpos maternos e da resposta à vacinação contra o parvovírus canino utilizando um ensaio de imunoabsorção enzimática. *Journal Veterinary Diagnostic Investgation,* 8:427-432.

Ward, P. (2006). Replicação do DNA do vírus adeno-associado, p. 189-212. *Em* J. R. Kerr, S. F. Cotmore, M. E. Bloom, M. E. Linden e C. R. Parish (ed.), Parvoviruses. *Hodder Arnold, Londres, Reino Unido.*

Wendy, G. (2001). Caracterização molecular de isolados de campo de tripanossomas patogénicos para o homem. *Tropical Medicine & International Health,* 6(5):401-406.

Whiteside, E.F. (1960). Recent work in Kenya on the control of drug-resistant cattle trypanosomiasis. In: *Actas da oitava reunião do Conselho Científico Internacional para a Investigação sobre a Tripanossomíase,* publicação CCTA n° 62, Jos, Nigéria. Pp.

141-153.

OMS, (1998). Controlo e vigilância da tripanossomíase africana: relatório de um estudo da OMS comité de peritos. *Organização Mundial de Saúde*, Genebra, Suíça.

OMS, (2006). Tripanossomíase Africana (doença do sono) Fact sheet 259. Genenva: *OMS*.

OMS, (2010). Tripanossomíase africana (doença do sono). *E. mailmediainquiries@who.int*.

OMS, (2013). Tripanossomíase: *organização mundial de saúde*. (OMS) fichas informativas.

OMS. (1983). Trypanosomiasis control manual Organização Mundial de Saúde, Genebra, Suíça.

William, S.R. e Deborah, A.W. (1997). Canine trypanosomosis. *Southwest Veterinary Journal*, 30(2):1-4.

Williamson, J. (1970). Revisão dos agentes quimioterápicos e quimioprofiláticos. In: Mulligan, H.W., Potts, W.H. ed. *The African Trypanosomosis*. George Allen and Unwin Ltd, Londres, 116-141.

Wilson, A.J. (1969). Valor do teste de anticorpos fluorescentes indirectos como auxiliar serológico no diagnóstico da tripanossomíase bovina transmitida pela Glossina. *Tropical Animal Health Production* 1:89-93.

Wilson, S. G. (1949). Drug-resistance shown by trypanosomes following "Antrycide" treatment. *Nature* (Londres), 163:873-874.

Wolley, R., Smith, P., Munro, E., Smith, S., Swift, S., Devine, G., Corcoran, D. e French, A. (2007). Efeitos dos tipos de tratamento no tamanho do coração vertebral (VHS) em cães com doença da válvula mitral mixodermatosa.Intern. *Journal Applied Research in Veterinary Medicine*, 5(1):43-47.

Woo, P.T. (1970). A técnica de centrifugação do hematócrito para o diagnóstico da tripanossomíase africana. *Ata Tropica*, 27:384-386.

Woo, P.T. (1971). Avaliação da centrífuga de hematócrito e outras técnicas para o diagnóstico de campo da tripanossomíase e filariose humanas. *Ata Tropica*. 28, 298-303.

Organização Mundial da Saúde Animal [OIE] (2008).Manual de testes de diagnóstico e vacinas para animais terrestres [em linha]. Paris: OIE; 2008, Trypanosomosis (Tsetse-transmitted). Disponível em: http://www.oie.int/eng/normes/mmanual/2008/pdf/2.04.1 8_T RYPANOSOMOSIS.pdf. Acedido em 27 Ago, 2009.

Yilmaz, Z., Pratelli, A. e Torun, S. (2005). Distribuição dos tipos de antigénio do parvovírus canino tipo 2 em cães com enterite hemorrágica na Turquia. *Turk Veterinerlik ve hayvancilik Dergisi,* 29:1073-1076.

Yule, T.O., Roth, M.B., Dreier, K., Johnson, A.F., Palmer-Densmore, M., Simmons, K. e Fanton, R. (1997). Canine parvovirus vaccine elicits protection from the inflammatory and clinical consequences of the disease. *Vaccine,* 15:720-729.

Ziegelbauer, K., Stahl, B., Karas, M., Stierhof, Y. D. e Overath, P. (1993). Libertação proteolítica de proteínas de superfície celular durante a diferenciação de *Trypanosoma brucei,* *Biochemistry*, 32(14):3737-3742.

Zillmann, U., Konstantinov, S.M., Berger, M.R. e Braun, R. (1996). Melhoria do desempenho da técnica de centrifugação por permuta aniónica para estudos com tripanossomas africanos infecciosos humanos. *Ata Tropica*, 62:183-187.

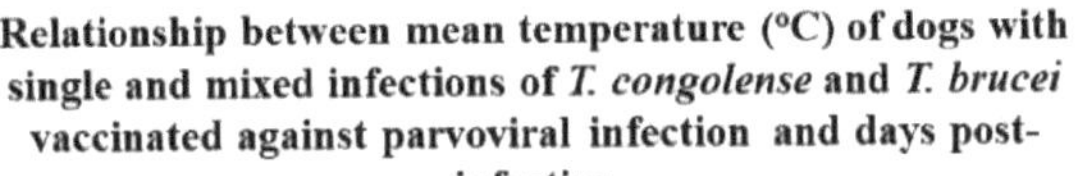

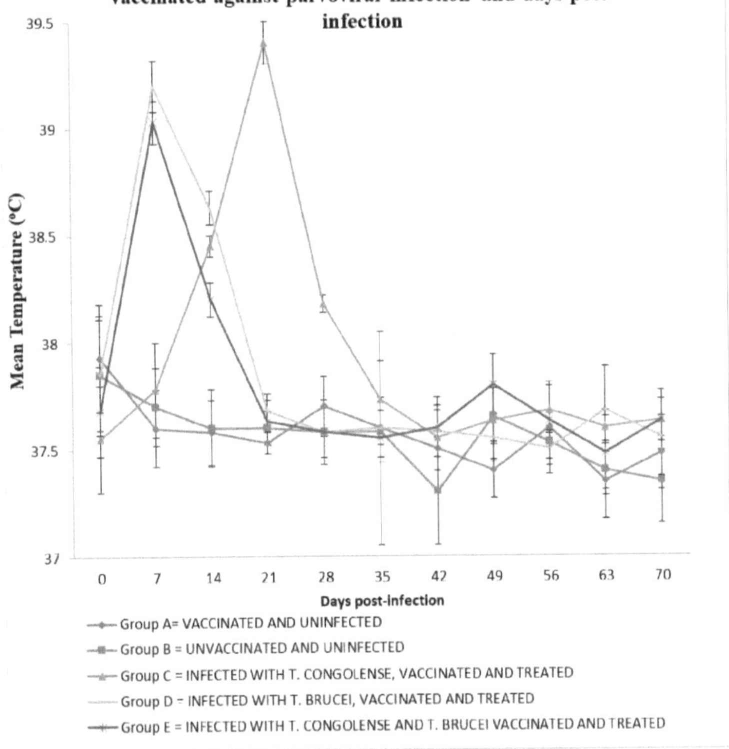

FIG. 1

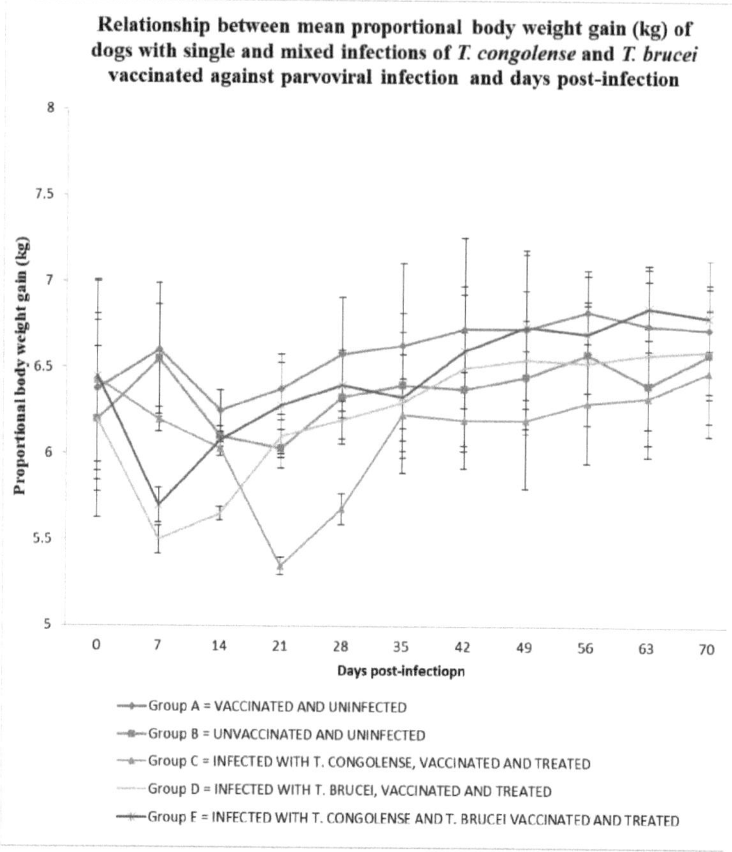

FIG. 2

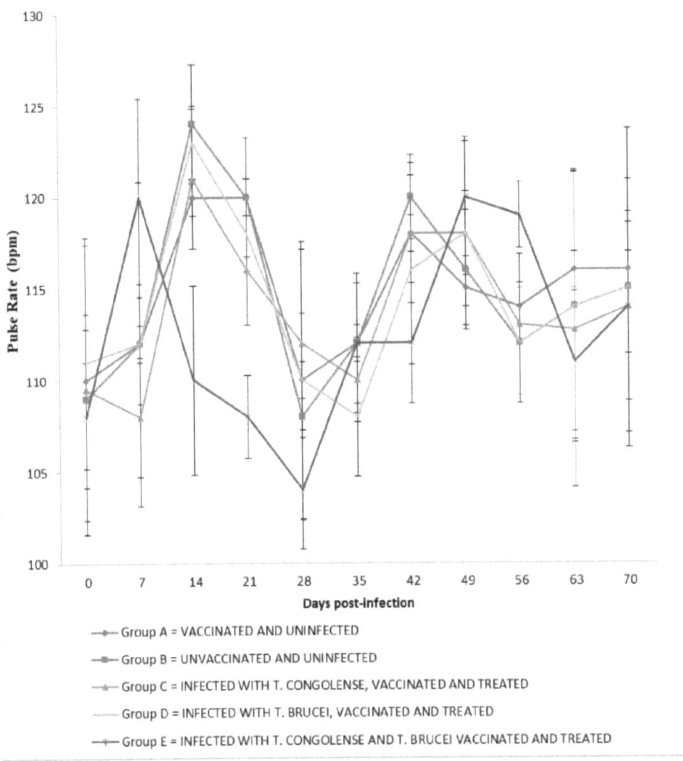

FIG. 3

131

Relationship between mean packed cell volume (%) of dogs with single and mixed infections of *T. congolense* and *T. brucei*, vaccinated against parvoviral infection and days post-infection

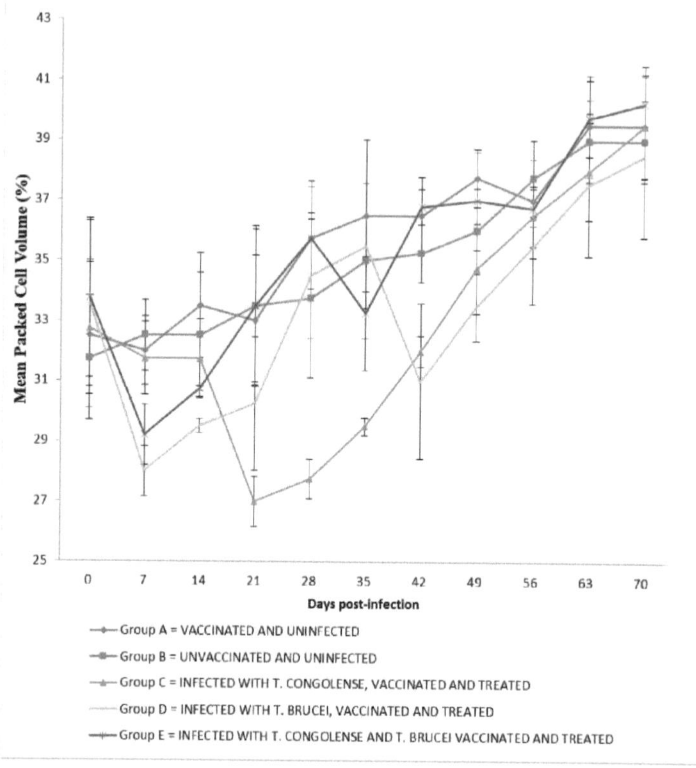

FIG. 4

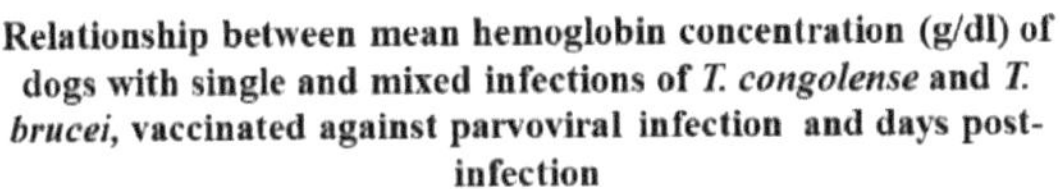

Relationship between mean hemoglobin concentration (g/dl) of dogs with single and mixed infections of *T. congolense* and *T. brucei*, vaccinated against parvoviral infection and days post-infection

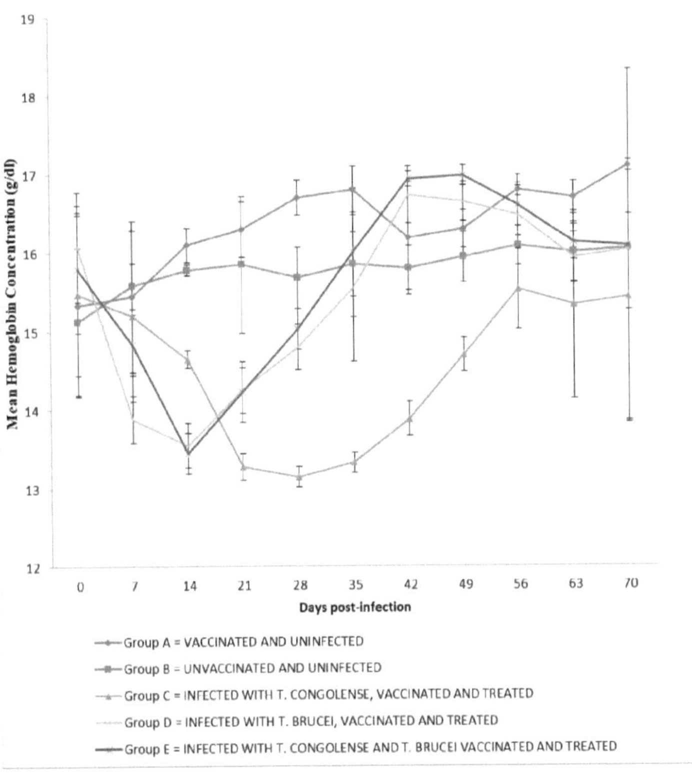

FIG. 5

Relationship between mean total red blood cell count (x 10⁶/mm³) of dogs with single and mixed infections of T. congolense and T. brucei, vaccinated against parvoviral infection and days post-infection
Total Red Blood Cell Count (x 10⁶/mm³)
750
700
650
600
550
500
450
400
0
7
14
21
28
35
42
49
56
63
70
Days post-infection
Group A = VACCINATED AND UNINFECTED
Group B = UNVACCINATED AND UNINFECTED
Group C = INFECTED WITH T. CONGOLENSE, VACCINATED AND TREATED
Group D = INFECTED WITH T. BRUCEI, VACCINATED AND TREATED
Group E = INFECTED WITH T. CONGOLENSE AND T. BRUCEI VACCINATED AND TREATED

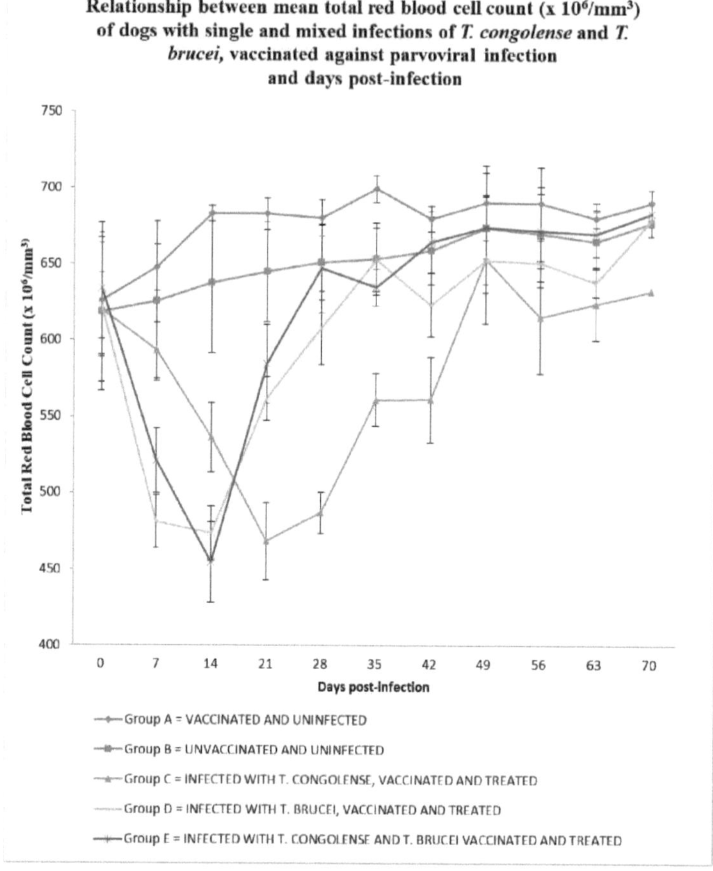

FIG. 6

134

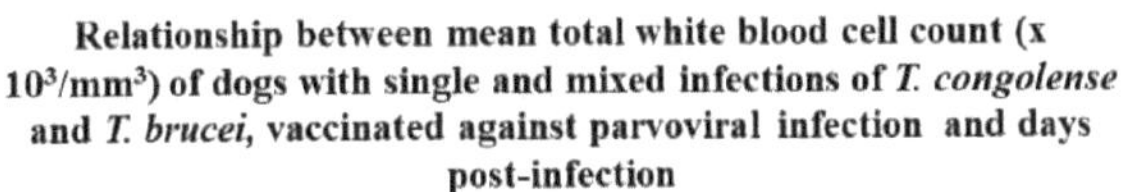

Relationship between mean total white blood cell count (x 10³/mm³) of dogs with single and mixed infections of *T. congolense* and *T. brucei*, vaccinated against parvoviral infection and days post-infection

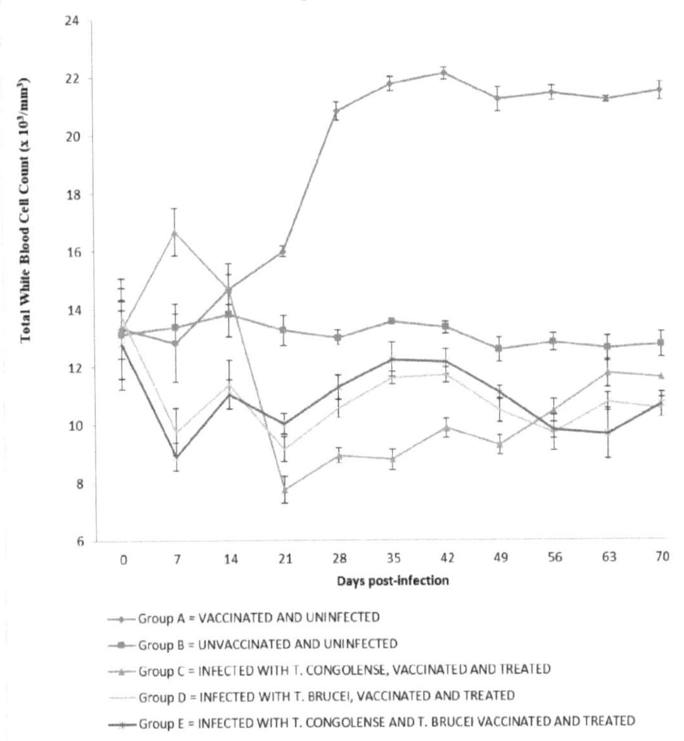

FIG. 7

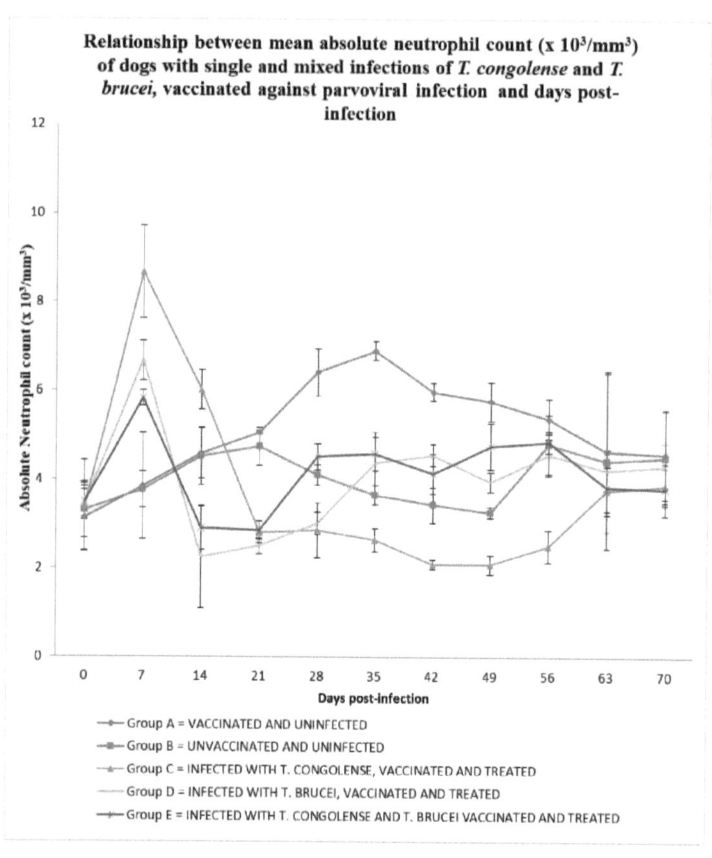

FIG. 8

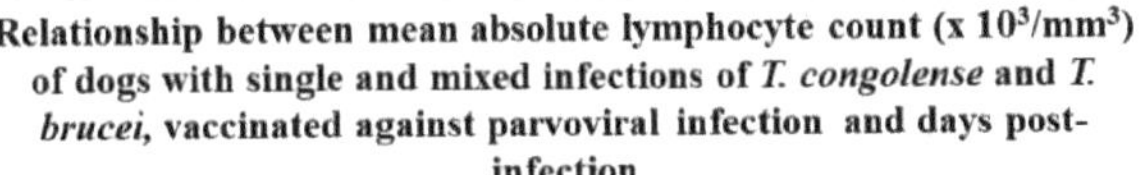

Relationship between mean absolute lymphocyte count (x 10^3/mm^3) of dogs with single and mixed infections of *T. congolense* and *T. brucei*, vaccinated against parvoviral infection and days post-infection

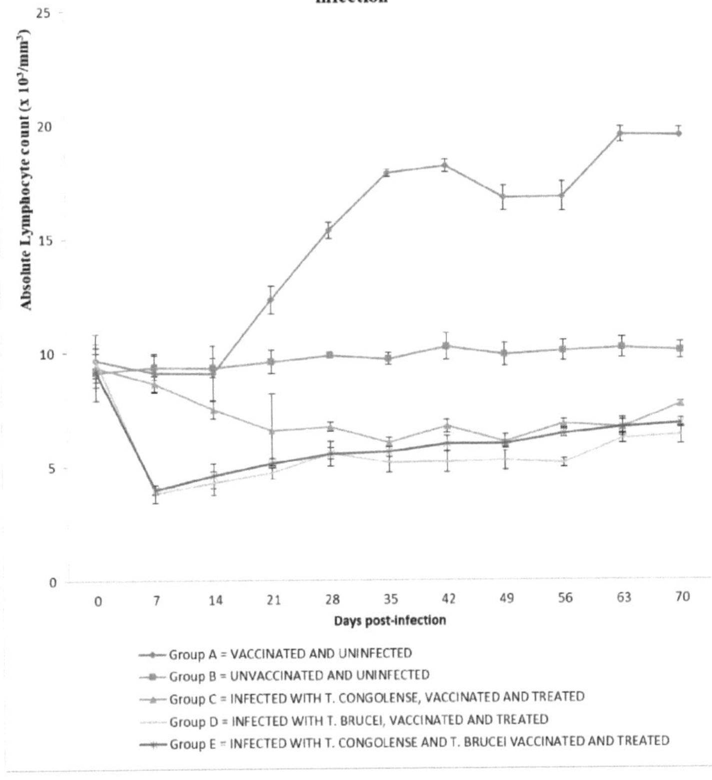

FIG. 9

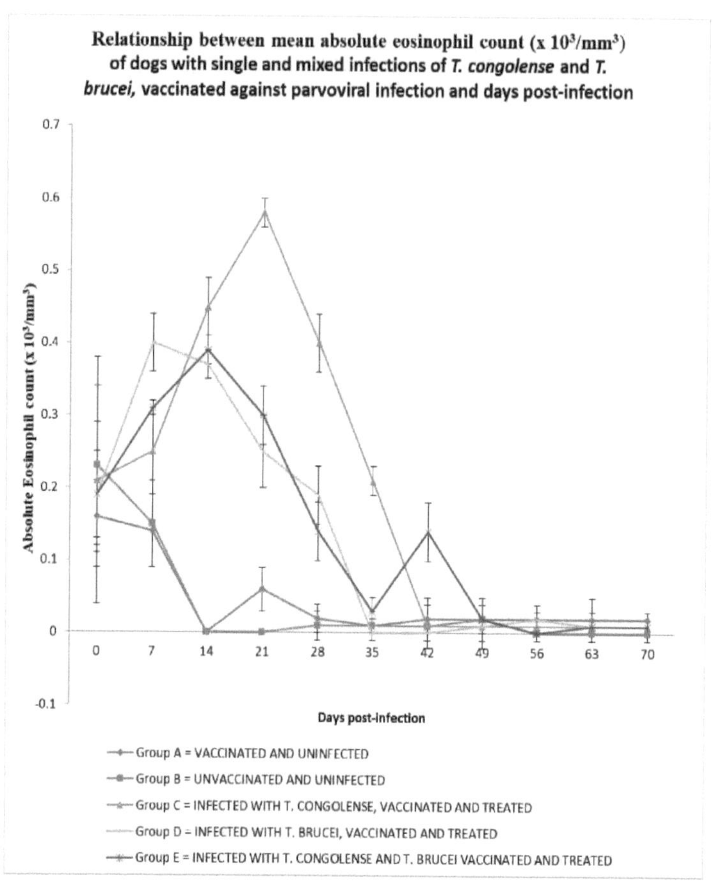

FIG. 10

Relationship between mean absolute monocyte count (x 10³/mm³) of
dogs with single and mixed infections of *T. congolense* and *T. brucei*,
vaccinated against parvoviral infection and days post-infection

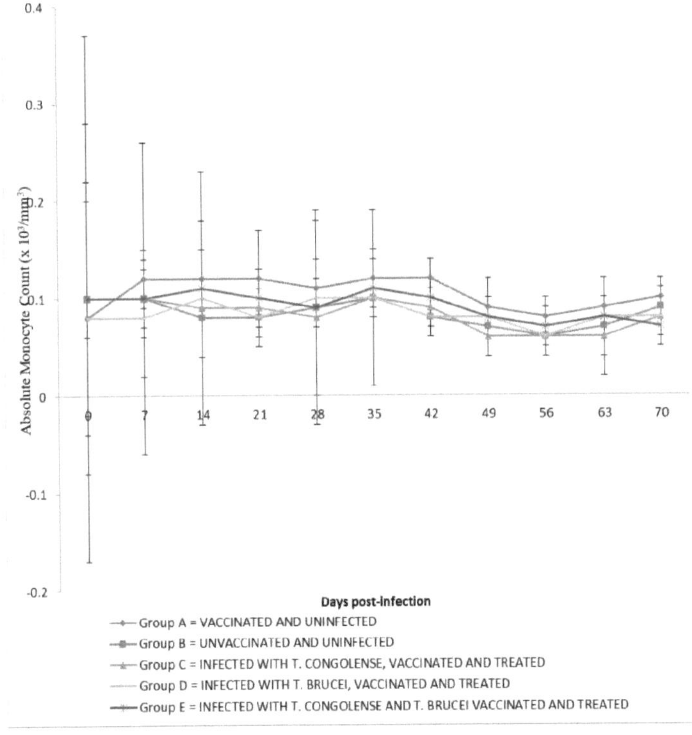

FIG. 11

Relationship between mean antibody titer (S-value) of dogs with single and mixed infections of *T. congolense* and *T. brucei*, vaccinated against parvoviral infection and days post-infection
Antibody Titer (S-value)
Days post-infection
Group A = VACCINATED AND UNINFECTED
Group B = UNVACCINATED AND UNINFECTED
Group C = INFECTED WITH T. CONGOLENSE, VACCINATED AND TREATED
Group D = INFECTED WITH T. BRUCEI, VACCINATED AND TREATED
Group E = INFECTED WITH T. CONGOLENSE AND T. BRUCEI VACCINATED AND TREATED

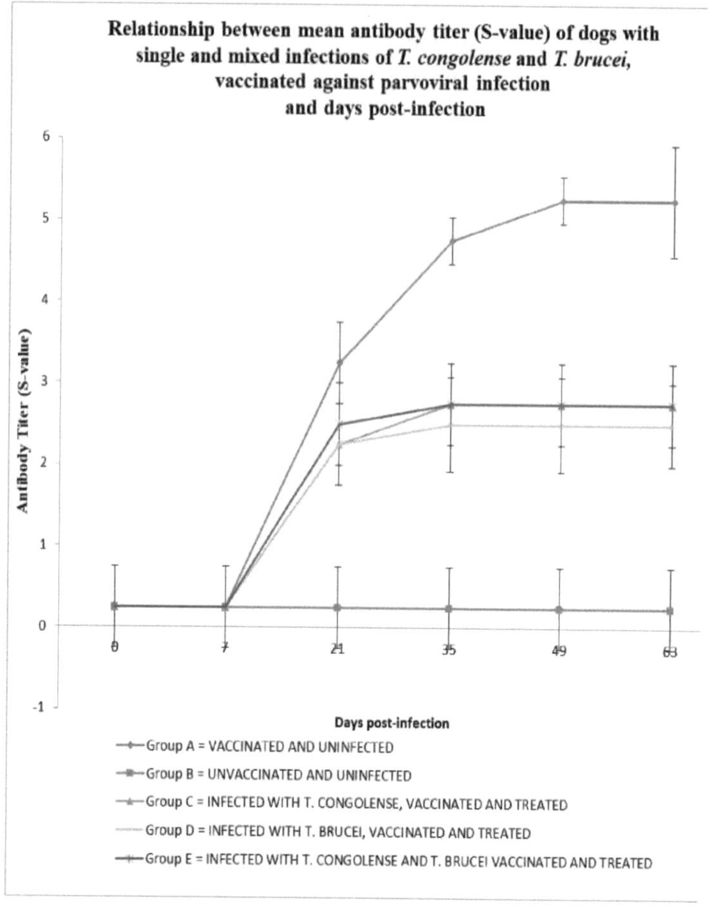

FIG. 12

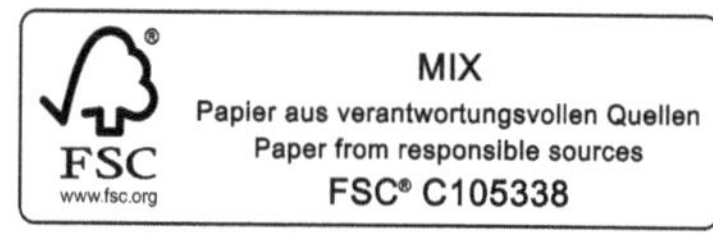

Printed by Books on Demand GmbH, Norderstedt / Germany